乳腺癌
全方位
饮食管理

主编 / 叶媚娜

主审 / 陈红风　程亦勤

插画 / 庞宓

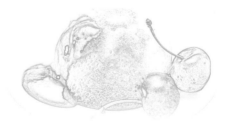

上海科学技术出版社

图书在版编目（CIP）数据

乳腺癌全方位饮食管理 / 叶媚娜主编. -- 上海：
上海科学技术出版社，2024.3（2025.3重印）
ISBN 978-7-5478-6548-4

Ⅰ. ①乳… Ⅱ. ①叶… Ⅲ. ①乳腺癌－食物疗法
Ⅳ. ①R247.1

中国国家版本馆CIP数据核字(2024)第050180号

乳腺癌全方位饮食管理
主编　叶媚娜
主审　陈红风　程亦勤
插画　庞　宓

上海世纪出版（集团）有限公司
上 海 科 学 技 术 出 版 社　出版、发行
（上海市闵行区号景路 159 弄 A 座 9F-10F）
邮政编码 201101　　www. sstp. cn
上海光扬印务有限公司印刷
开本 890×1240　1/32　印张 4.5
字数 103 千字
2024 年 3 月第 1 版　2025 年 3 月第 3 次印刷
ISBN 978-7-5478-6548-4/R·2971
定价：68.00 元

内容提要

    随着乳腺癌患者的生存率不断提高，如何提高患者的生活质量已成为重要研究方向，尤以膳食营养问题引起人们的广泛关注。对乳腺癌患者进行膳食营养指导，使其保持良好的营养状态和健康生活方式，有助于提高患者治疗耐受性和生活质量。本书的作者是一群热爱美食的乳腺科医生，全书围绕饮食原则、答疑解惑、妙手简餐三部分展开，内容专业、科学，资料翔实，通俗易懂，为患者提供全方位的饮食管理指导，具有较高的实用价值和参考意义。

2023 年年末，《乳腺癌全方位饮食管理》终于完成全部稿件的编写、审校和图片的绘制及拍摄。从准备写这本书到最终完稿，将近一年时间过去了。我非常感谢全体参与编写的小伙伴们，是你们在繁重的医疗工作之余，牺牲休息时间完成了本书的全部编写工作。我也要感谢我的女儿，在紧张的学习之余通读全书、完成插图绘制，相信你的巧思和创意能让读者朋友们会心一笑。

写这本书的初衷是因为在临床工作中看到太多患者为患病后"吃什么""怎么吃"而苦恼，这些问题的背后让我们看到：第一，很多患者缺乏基本的健康饮食常识，而医生往往不知道患者不具备这些常识，又因接诊时间有限，难以详加解释；第二，在这个信息爆炸的时代，各种来源的"科普文章"数不胜数却又良莠不齐，患者难以正确识别这些信息，很容易被误导；第三，专业论文对于大多数患者来说太过艰涩，很难从中得出实际可行的结论；第四，知易行难，知道该怎么吃和学会动手为自己做一份健康美味的食物之间还有漫长的距离。有鉴于此，我很想为患者编写一本通俗易懂，既有科学依据又接地气的乳腺癌患者专属饮食指南，希望本书能成为大家的案头常备书，需要的时候翻一翻，为大家答疑解惑。

本书分 3 章，第一章饮食原则主要讲述中医的饮食观、一般健康饮食原则及乳腺癌不同治疗阶段的饮食原则；第二章答疑解惑则是针对乳腺癌患者最常见的一些饮食相关疑问，给出了科学又专业的解答；第三章妙手简餐意在详解健康饮食指南，通过不同品类菜肴的介绍，让大家快速掌握健康饮食的制作。

也欢迎大家通过龙华医院中医乳腺科科室公众号留言等方式提出您的疑问，我们会定期解答；妙手简餐的菜谱和答疑解惑的内容我们还会不断更新。相信本书的出版只是一个开始，我希望这是一本会不断成长的书，希望读者朋友们和我们一起努力，一起见证她的成长！

叶媚娜

2024 年 1 月于上海

第一章
饮食原则

2　**中医学的饮食观**

2　1. 饮食均衡，全面膳食

3　2. 知己知彼，取其所需

3　3. 因时制宜，因地制宜

5　4. 饮食有节，饮食有度

6　**中国居民膳食指南的八大准则**

9　准则 1　食物多样，合理搭配

9　准则 2　吃动平衡，健康体重

9　准则 3　多吃蔬果、奶类、全谷物、大豆

11　准则 4　适量吃鱼、禽、蛋、瘦肉

12　准则 5　少盐少油，控糖限酒

13　准则 6　规律进餐，足量饮水

13　准则 7　会烹会选，会看标签

14　准则 8　公筷分餐，杜绝浪费

15　**乳腺癌患者的饮食宜忌**

15　1. 乳腺癌患者饮食原则

16　2. 乳腺癌患者饮食禁忌

19　**乳腺癌患者常见共病的饮食宜忌**

19　1. 高脂血症

21　2. 糖尿病

24　3. 高血压

24　4. 高尿酸血症

26　5. 肝功能异常

27　6. 肾功能损伤

28　乳腺癌患者化疗期的营养支持

30　标准解读 1　居家如何对自己做营养筛查和评估?

30　标准解读 2　如何设定每日的营养素?

31　乳腺癌患者放疗期的饮食管理

31　1. 放疗前

32　2. 放疗过程中

33　3. 放疗副反应的饮食管理

35　乳腺癌患者围手术期的饮食宜忌

35　1. 术前准备

35　2. 术前检查的饮食注意事项

36　3. 手术前 1 周的饮食原则

37　4. 手术前要禁食、禁水

37　5. 手术结束后当日的饮食要求

38　6. 手术后 1 周的饮食安排

39　复发转移期乳腺癌患者的饮食建议

第二章
答疑解惑

46 1. 可以吃人参吗?

48 2. 海参是海里的, 可以吃吗?

48 3. 灵芝孢子粉, 我能吃吗?

50 4. 听说石斛很好的, 我的中药里能加点吗?

51 5. 我很虚的, 要不要补点冬虫夏草?

51 6. 蜂蜜、蜂王浆不能吃的吧?

53 7. 我很"瘀"的, 可以吃三七粉吗?

54 8. 葛根粉, 能吃吗?

55 9. 黄精是"清补"的, 我可以吃吗?

55 10. 湿气重, 可以每日吃点米仁吗?

56 11. 提不起精神, 可以泡黄芪水喝吗?

57 12. 硒能抗癌吗? 吃点什么补硒呢?

59 13. 脸色蜡黄, 可以吃阿胶吗?

59 14. 视力模糊, 能泡点枸杞茶喝吗?

60 15. 化疗期间为了升白细胞, 可以吃黄鳝、甲鱼、泥鳅吗?

61 16. 无花果真的能抗癌吗

62 17. "一鸽胜九鸡", 能经常喝点鸽子汤吗?

63 18. 燕窝、雪蛤、紫河车都不能吃的吧?

65 19. 辛辣刺激的食物是不是一点都不能碰了?

65 20. 医生让清淡饮食, 我就只能吃素吗?

66 21. 一直吃五红汤, 怎么还有贫血呢?

67 22. 怎么吃有利于补钙呢?

69 23. 经常口腔溃疡, 喝菊花茶有效吗?

70 24. 粗粮有利健康, 那主食我就吃粗粮吗?

71 25. 需要额外补充维生素吗?

72 26. 听说大豆有雌激素, 豆制品、豆浆能吃吗?

73　27. 听说牛奶激素含量高，牛奶和奶制品能
　　　　吃吗？

75　28. "山药有雌激素"，我能吃吗？

76　29. 鱼油降脂，我能吃吗？

77　30. 得了乳腺癌，鸡是肯定不能吃的吧？

78　31. 乳腺癌患者能不能吃鸡蛋？

79　32. 食用鸭蛋来替代鸡蛋可取吗？

80　33. 很喜欢大闸蟹，得了乳腺癌，还能吃吗？

81　34. 海鱼、海虾不能吃？只能吃河里的
　　　　鱼虾？

83　35. 没有鳞的鱼很"发"，所以不能吃？

84　36. 牛肉、羊肉、鹅肉能吃吗？

85　37. 咸菜、腊肉能不能吃？

86　38. 乳腺癌患者治疗期间能不能吃西柚？

87　39. 得了乳腺癌，红酒能喝吗？

88　40. 喜欢吃甜品，得了乳腺癌就不能吃了吗？

89　41. 得了乳腺癌，要戒咖啡吗？

90　42. 中药应该怎么煎？

92　43. 中药那么苦，可否加点甜？

93　44. 服中药，还能吃萝卜吗？

94　45. 服中药，还能喝茶吗？

第三章

妙手简餐

102　**主食类**

105　**凉拌类**

105　1. 菠菜蛋皮拌粉丝

108　2. 凉拌柠檬鸭

111 3. 凉拌牛肉牛肚

114 **小炒类**
114 1. 鲜虾酿香菇
117 2. 芋儿鸭
120 3. 金银蛋娃娃菜

123 **汤水类**
123 1. 绿豆海带汤
125 2. 山药芙蓉汤
128 3. 枸杞叶猪肝汤
130 4. 当归煮鸡蛋汤

第一章

饮食原则

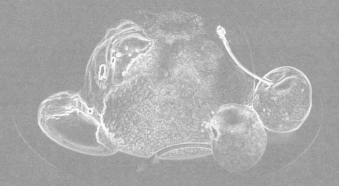

中医学的饮食观

中医学的饮食观，最根本的原则在于阴阳平衡。中医学认为，人体内的小环境需要维持平衡，人与所处的外界大环境之间也需要维持平衡，如果能够达成动态平衡，则"阴平阳秘，精神乃治"，人的精气神才能正常，可以维持人体各个组织器官的功能，从而使身心状态良好。要实现阴阳平衡，有诸多途径，饮食就是其中至关重要的途径之一。《千金要方·食治》指出"安生之本，必资于食……不知食宜者，不足以存生也"，可见饮食对于人体健康的重要性。中医学也认为，药食是同源的，药食的应用也应同理。《寿亲养老新书》说："水陆之物为饮食者，不管千百品，其五气五味冷热补泻之性，亦皆禀于阴阳五行，与药无殊……人若知其食性，调而用之，则倍胜于药也……善治药者不如善治食。"相较于药物，食物是我们每日都要摄入的，学习如何通过食物的偏性来纠正我们机体的阴阳失衡，对健康有重要的意义。

▶ 1. 饮食均衡，全面膳食

《素问·藏气法时论篇》最早提出全面膳食的观点："五谷为养，五果为助，五畜为益，五菜为充，气味合而服之，以补精益气。"文中指出的五谷、五果、五畜、五菜涵盖谷米、肉食、瓜果、蔬菜这四大类食物，可提供人体所需要的糖类、脂肪、蛋白质、矿物质、维生素、纤维素等各种营养物质，以满足人体的需求。所以，在日常饮食中应注意食物的多样化，不挑食，不偏食，如无特殊疾病需要禁忌，各类食物都要适量食用。此外，每种食材本身也有阴阳平衡，食用时尽量吃食物本来的形态，如吃整个的苹果比喝果汁更合适。过于精制的食物容易损失很多必需的营养物质，加重食物的偏性。

▶ 2. 知己知彼，取其所需

知己是指知道自己的体质特征，这里既有对自己基础体质的了解，如两广的老百姓就常有"寒底""热底"的说法；又有对当下身体状况的了解，如"上火了""痰湿重"等。这里的知彼是指了解食物的寒、热、温、凉、平五气和酸、苦、甘、辛、咸五味。只有知己知彼，才能在日常饮食中取其所需，选取适宜的食材，进行合理的调配，使用合适的烹饪方法。中医学讲究辨证论治，日常饮食其实也是如此，如果体质偏寒，则应多吃温热属性的食物，少吃寒凉属性的食物。阴虚内热的体质，就应少吃辛辣刺激的、热性的食物，多吃养阴、清热的食物。需要注意的是，这里的寒热温凉不仅是指食物的温度，更是指食物的属性，日常饮食可参考应用。但是同一食材，烹饪方法的不同也会影响其属性和功能。如炒花生味辛、甘甜，易令人中满生痰，煮花生则可化痰；梨子生食甘寒易伤脾胃，煮食仍可润肺却无寒凉伤胃之虞。

▶ 3. 因时制宜，因地制宜

中医学认为，人与自然是一个密不可分的整体。因此，昼夜交替、四季更迭，都会对人体的气血、阴阳产生影响。昼夜之间，人体阳气"晨起始旺，中午最盛，午后转弱，半夜最衰"。昼夜变化，比之于四季，相当于朝则为春，日中为夏，日落为秋，夜半为冬；四季之中，春生、夏长、秋收、冬藏，是四时阳气变化的大概规律。细分之后，更有二十四节气。冬至为阴极而生阳，夏至为阳极而生阴，冬夏二至是阴阳至极而变之时，最是紧要。春分、秋分平分阴阳，立春、立夏、立秋、立冬为四时更替之始。与其他节气相比较，二至、二分、四立是天地变化的大节点，人们尤因按照时令节气的阴阳变化规律，运用相应的养生手段以应对。在饮食调摄上，总的原则是：春夏养阳、秋冬养阴。春夏宜食用辛甘发散的食物以养阳气，秋冬宜食用甘润之品以养阴。

（1）春季宜减酸增甘以养脾

如早春可适当吃春笋、香椿、荠菜、韭菜等辛香温性的食物，少食黄瓜、绿豆、冬瓜等性凉的食物；仲春可进食山药、红枣等平补脾胃的食物，不吃酸性食物；晚春可进食百合、鸭肉、海带等平补的食物，少吃辛辣、生冷、肥腻的食物。

（2）夏季宜减苦增辛以养肺

夏季气候炎热，饮食宜清淡但不宜太过寒凉，常见蔬菜如茼蒿、芹菜、番茄、苦瓜、黄瓜等均宜食用，但生冷瓜果应适可而止，可适当补气养阴，宜食用冬瓜、莲藕、鸭肉等。

（3）秋季宜咸辛增酸以养肝

秋季干燥，容易伤肺，宜多吃养阴生津的食物，如梨、藕、银耳、百合、荸荠、香蕉、苹果等，少吃辛辣煎炸的食物。

（4）冬季宜减酸增苦以养心

冬季寒冷，阳气潜藏，阴气外盛而内不足，饮食宜食用滋阴潜阳、热量较高的食物，如羊肉、甲鱼、虾、鹌鹑、海参、韭菜、胡桃、糯米、黑木耳、芝麻等。

除了因时制宜外，中医学也很重视因地制宜。不同的生活环境、地域特点也会造成人体气血、阴阳的改变，饮食上可根据不同地域的特点进行调整。潮湿的盆地区域，饮食宜增加芳香健脾化湿的食材，如薏苡仁、芡实、蔻仁、草果、陈皮等。气候炎热的地区可多用清热生津的食材，如绿豆、冬瓜、苦瓜等；也可多吃酸性食物生津解腻，增加食欲，如乌梅、山楂、酸木瓜等。

▶ 4. 饮食有节，饮食有度

饮食有节是指饮食的节律，也就是三餐定时、三餐相协。自宋代以来，我国逐步形成一日三餐的饮食规律，早、中、晚三餐的时间与饮食在胃中停留、传递的时间较为协调，食物由胃经十二指肠进入小肠，大部分食物在进食后 2 小时会从胃里排空，食物在胃中完全排空时间为 4～6 小时。食物的成分也决定着排空的速度，糖类最快，蛋白质次之，脂类最慢。当胃排空到一定程度时，就产生饥饿感，可再度进食。因此，相对固定的、有规律的进食时间，有利于脾胃运化的正常进行。除了进食时间相对固定外，还要注意三餐与机体昼夜不同状态及个体不同时间消耗的多少相协调。一般情况下，在一日三餐中，大家耳熟能详的"早吃好，午吃饱，晚吃少"是有一定的科学依据的，这与人体的昼夜生理变化和需求相一致。一日之中，晨起时机体阳气活动开始旺盛，胃中空虚，亟须补充营养，以满足上午的工作需要，饮食以谷物、优质蛋白质辅以适量蔬果为宜；午餐在一日之中，且经半天的劳动，人体消耗较多，故宜适当多进食，以弥补损耗，满足下午劳动工作的需要，饮食可相对丰盛，除了主食外，肉类、蔬菜也是有益补充；晚餐因夜间消耗相对较小，故宜少食，饮食宜清淡易消化，以免"胃不和则卧不安"。当然，每个人的生活节律和具体安排会有差异，如果夜间仍需工作，消耗较大的，晚餐也应相应进行调整。必要时可加夜宵，但不建议夜宵为满足口腹之欲而大量进食，尤其是辛辣刺激或者不易消化的食物，以免扰乱脾胃运化节律。

饮食有度是指饮食有节制，不偏食、不嗜食，更不能暴饮暴食。大家经常会听到医生说，吃饭吃七分饱。何为七分饱呢？就是已经吃了一些食物，感觉到没有之前那么饿，同时进餐速度会变慢。此时，虽然感觉胃还没有装满，但又可吃可不吃，这样的状态差不多就是七分饱了。需要注意的是，进食时，不要吃得太快，速度太快容易吃得过饱。中医学有"胃以喜为补"的说法，这里的"喜"是"胃喜"，即这个食物吃了胃很舒服，而不是"嘴喜"。虽然食物除了为我们提供生命活动所需的营养物质外，也有愉悦身心的作用，但是愉悦是建立在健康的基础上的，如果所偏嗜的食物或饮食方式是有碍健康的，那还是要尽量避免和调整的。

所以，中医学的饮食观是以实现机体的阴阳平衡为根本原则，在充分地了解自身的体质特点、常用食物的性味常识和兼顾人与环境协调的基础上，通过全面、均衡的饮食摄入，饮食有节有度等具体原则的实践来实现健康饮食，从而更好地促进身心健康。

（叶媚娜）

中国居民膳食指南的八大准则

2022 年 4 月 26 日，中国营养学会发布《中国居民膳食指南（2022）》。这部被誉为中国人膳食宝典的指南书、红宝书，将进一步优化中国人的膳食结构，推进健康中国的建设。通过下面两个宝

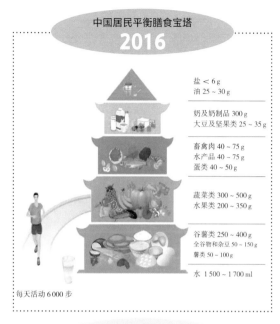

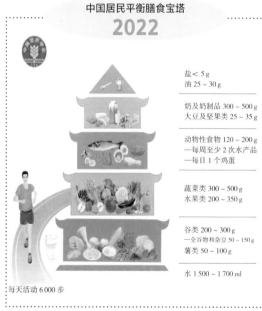

（图片源自《中国居民膳食指南（2016）、（2022）》，中国营养学会编著）

塔的对比，我们能够更加清晰地看出专家对于近年来中国人营养及健康状况的评估与推荐变化。

2022 版的中国居民平衡膳食宝塔与 2016 版比较，进一步控制了每日盐的摄入，由 < 6 g 降至 < 5 g；提升了奶及奶制品的摄入，从每日 300 g 改为 300 ～ 500 g；合并了畜禽肉、水产品、蛋类，将其统一为动物性食物，总量每日 120 ～ 200 g，要求每周至少 2 次食用水产品、每日 1 个鸡蛋的摄入必需；蔬菜类和水果类维持不变，每日仍旧是蔬菜类 300 ～ 500 g，水果类 200 ～ 350 g；将谷薯类分类推荐，每日谷类 200 ～ 300 g，其中全谷物和杂豆为 50 ～ 150 g，薯类则是 50 ～ 100 g；每日推荐饮水量仍为 1 500 ～ 1 700 ml，肯定了水是生命之源的重要性，并推荐每日活动 6 000 步的基本运动常量。

从新版指南可以看出，根据营养科学原则和人体营养需要的改变，并遵循中国人食物生产供应情况及人群生活实践具体情况，结合系统综述和荟萃分析科学证据，既往被推崇的"平衡膳食准则"被进一步优化，新版指南可总结为以下 8 条准则。

中国居民膳食指南 2016	中国居民膳食指南 2022
食物多样，谷类为主	食物多样，合理搭配
吃动平衡，健康体重	吃动平衡，健康体重
多吃蔬果、奶类、大豆	多吃蔬果、奶类、全谷物、大豆
适量吃鱼、禽、蛋、瘦肉	适量吃鱼、禽、蛋、瘦肉
少盐少油，控糖限酒	少盐少油，控糖限酒
杜绝浪费，兴新食尚	规律进餐，足量饮水
	会烹会选，会看标签
	公筷分餐，杜绝浪费

（图中"标紫"部分为指南更新的亮点和重点部分）

准则① 食物多样，合理搭配

- 坚持谷类为主的平衡膳食模式。
- 每日的膳食应包括谷薯类、蔬菜水果、畜禽鱼蛋奶和大豆类食物。
- 平均每日摄入 12 种以上食物，每周 25 种以上，合理搭配。
- 每日摄入谷类食物 200 ～ 300 g，其中包含全谷物和杂豆 50 ～ 150 g；薯类 50 ～ 100 g。

准则② 吃动平衡，健康体重

- 各年龄段人群都应每日进行身体活动，保持健康体重。
- 食不过量，保持摄入与代谢的能量平衡。
- 主动身体活动最好每日 6 000 步。
- 坚持日常身体活动，每周至少进行 5 日中等强度身体活动，累计 150 分钟以上。鼓励适当进行高强度有氧运动，加强抗阻运动，每周 2 ～ 3 日。
- 减少久坐时间，每小时起来动一动。

准则③ 多吃蔬果、奶类、全谷物、大豆

- 蔬菜水果、全谷物和奶及奶制品是平衡膳食的重要组成部分。
- 餐餐有蔬菜，保证每日摄入不少于 300 g 的新鲜蔬菜，深色蔬菜应占 1/2。
- 保证每日摄入 200 ～ 350 g 的新鲜水果，果汁不能代替鲜果。
- 吃各种各样的奶制品，摄入量相当于每日 300 ml 以上液态奶。
- 经常吃全谷物、大豆制品，适量吃坚果。

🔍 小贴士 ┃ **全谷物**

全谷物是指未经精细化加工，或虽经碾磨、粉碎、压片等处理，仍保留了完整谷粒的胚乳、胚芽、麸皮及其天然营养成分的谷物。杂豆是指除了大豆之外的红豆、绿豆、芸豆、花豆等。

全谷物保留了天然谷物的全部成分，与精制谷物相比，全谷物可提供更多的 B 族维生素、矿物质、膳食纤维等营养成分及有益的植物化学物。杂豆食物的蛋白质含量达 20% 以上，膳食纤维、钙、铁含量较高。

🔍 小贴士 ┃ **乳糖不耐受**

乳糖不耐受是指一部分人因体内缺乏乳糖酶，不能很好地吸收乳糖，甚至在食用乳糖后出现腹胀、腹痛、腹泻、恶心等症状。那么，有乳糖不耐受的人应该怎样喝牛奶和其他奶制品呢？

1. **勿在清晨空腹喝奶** 乳糖不耐受者不宜在清晨空腹饮奶，可在进食其他食物的同时饮用牛奶。例如，奶制品与肉类和含脂肪的食物同时食用时，可减轻或避免出现乳糖不耐受的症状。

2. **选择特殊加工的奶制品** 如低乳糖奶制品、添加乳糖酶的奶制品等，也可在饮用奶制品的同时口服乳糖酶制剂。

3. **少量多次摄入奶制品** 即使是乳糖酶缺乏的个体，也不是完全不能喝牛奶的。通常喝少量的牛奶不会出现乳糖不耐受症状，也可限制一日中摄入乳糖的总量。少量多次饮用牛奶，每次饮牛奶时能掌握合理的间隔时间和每日摄入总量，久而久之可逐步适应，减轻乳糖不耐受反应，或避免乳糖不耐受症状的出现。

4. 用发酵乳代替鲜乳 可用发酵乳（特别是酸奶）代替鲜乳，酸奶是在乳酸菌的作用下，把牛奶中部分的乳糖转换成乳酸，这种方式可以去除掉牛奶中的乳糖，避免大多数乳糖不耐受症状的发生。但需注意的是，目前市面上可以买到的很多发酵乳，为了追求美味的口感，都是风味发酵乳，成分中含有大量的白砂糖或其他甜味剂以及增稠剂等，购买时可以注意看标签成分，一般选择生牛乳＋菌种的为宜。

5. 饮用舒化奶 针对乳糖酶缺乏，我国一些牛奶品牌推出了适合乳糖不耐受人群的舒化奶。这种牛奶与普通牛奶的区别是：在生产中添加乳糖酶，将牛奶中的乳糖分解，使牛奶中的绝大部分乳糖预先分解成易于吸收的葡萄糖和半乳糖，可以满足不同程度的乳糖不耐受者及乳糖酶缺乏者的饮奶需求。

6. 可搭配益生菌一起食用 乳糖不耐受症是因为体内缺少消化乳糖的乳糖酶，而益生菌中含有丰富的酶，如乳糖酶、脂肪酶等。益生菌进入人体后就会进行分解，然后释放出各种酶，不仅可以改善乳糖不耐受症状，还能维护肠道微生态平衡。

准则
4　**适量吃鱼、禽、蛋、瘦肉**

· 　鱼、禽、蛋类和瘦肉摄入要适量，平均每日 120 ～ 200 g。

· 　每周最好吃鱼 2 次或 300 ～ 500 g，蛋类 300 ～ 350 g，畜禽肉 300 ～ 500 g，少吃加工肉制品（如火腿、香肠、咸肉等）。

· 　鸡蛋营养丰富，吃鸡蛋不弃蛋黄。

· 　优先选择鱼类，少吃肥肉、烟熏和腌制肉制品。

少盐少油，控糖限酒

- 培养清淡饮食习惯，少吃高盐和油炸食品。成年人每日摄入食盐不超过 5 g，烹调油 25 ～ 30 g。
- 控制添加糖的摄入量，每日不超过 50 g，最好控制在 25 g 以下。
- 反式脂肪酸每日摄入量不超过 2 g，不喝或少喝含糖饮料。
- 儿童、青少年、孕妇、母乳喂养者以及慢性病患者不应饮酒。成年人如饮酒，一天饮用的酒精量不超过 15 g。

Q 小贴士 | **反式脂肪酸**

反式脂肪酸常见于油炸类、零食、点心类等，过量摄入有可能会对身体健康造成不良影响。

1. **油炸类食物** 主要包括炸鸡腿、炸鸡柳、薯条、油条等，经过反复高温油炸之后，食物中不仅可能会产生反式脂肪酸，而且加热的时间越长，产生的反式脂肪酸可能会越多。

2. **零食** 很多的零食也是经过油炸或者是其他配料调配而成，这些零食中也可能会含有比较多的反式脂肪酸，包括薯片、面包、小麻花、巧克力等。

3. **奶油制品** 如奶油蛋糕、泡芙等是由奶油制品经过烘焙制作而成，在烘焙过程中会使用起酥油，还会放入大量的奶精，这些物质可能会生成反式脂肪酸。

反式脂肪酸的别名：代可可脂、植物黄油、氢化植物油、部分氢化植物油、氢化脂肪、精炼植物油、氢化菜油、氢化棕榈油、固体菜油、酥油、人造奶油、起酥油、植脂鲜奶油等，如果在成分表中见到有上述字样的添加物，提示含有反式脂肪酸，应尽量不予食用。

小贴士 | **含糖饮料**

含糖饮料常见有奶茶、碳酸饮料、乳酸菌饮料、运动饮料、果汁类饮品等。大家需要注意很多包装都会标注少糖、低糖或无糖，但是具体看成分表中还是会发现一些隐秘的"血糖刺客"出现在前三位中。

"血糖刺客"名单：白砂糖、绵白糖、红糖、黑糖、黄糖、冰糖等，其实这些的主要成分都是蔗糖；而除了蔗糖外，葡萄糖、果糖、半乳糖、麦芽糖、乳糖、结晶果糖、海藻糖也都是糖。另外，蜂蜜、果汁、浓缩果汁、枫树糖浆、玉米糖浆、麦芽糖浆、果葡糖浆、转化糖浆、葡萄糖浆中也含糖。

准则
6 **规律进餐，足量饮水**

- 合理安排一日三餐，定时定量，不漏餐，每日吃早餐。
- 规律进餐、饮食适度，不暴饮暴食、不偏食挑食、不过度节食。
- 足量饮水，少量多次。在温和气候条件下，身体低活动水平的成年男性每日喝水不低于 1 700 ml，成年女性每日喝水不低于 1 500 ml。推荐喝白水或茶水，少喝或不喝含糖饮料，不用饮料代替白水。

准则
7 **会烹会选，会看标签**

- 在生命的各个阶段都应做好健康膳食规划。认识食物，选择新鲜的、营养素密度高的食物。
- 学会阅读食品标签，合理选择预包装食品。学习烹饪，传承传统饮食，享受食物天然美味。

小贴士 | 会看标签

"会看标签",也就是要明白营养素参考值(nutrition reference values,NRV)的概念及意义。它是用来比较食品营养成分含量高低的参考值,专用于食品营养的标签。我们在成分表中看到的"NRV%"的计算公式是:NRV% = 食品中某营养素的含量 / 该营养素的营养素参考值 *100%。如每 100 g 食物的能量 NRV% 为30%,那说明这 100 g 食物提供的能量大约可以占普通成人一日所需能量的 30% 了。

准则 **8** | **公筷分餐,杜绝浪费**

· 选择新鲜、卫生的食物,不食用野生动物。

· 食物制备生熟分开,熟食二次加热要热透。讲究卫生,从分餐、公筷做起。

· 珍惜食物,按需备餐,提倡分餐不浪费,做可持续食物系统发展的践行者。

（殷玉莲　赵晓怡）

乳腺癌患者的饮食宜忌

▶1.乳腺癌患者饮食原则

（1）适当增加粗粮的摄入

乳腺癌患者的主食选择，在胃肠功能允许的条件下，可粗细搭配。适量选择粗粮面食和谷类，可使粗杂粮占全天主食的1/3以上。因为与精制谷物相比，全谷物（如燕麦、大麦、小麦全谷）保留了更多的膳食纤维、蛋白质、维生素和无机盐，能量密度也相对低，对控制体重、调节胃肠道、稳定血糖、增加免疫力等均有所帮助。

（2）增加优质蛋白质的摄入

推荐乳腺癌患者增加优质蛋白质的摄入，如鱼类、禽肉及蛋类等，少吃红肉、加工肉制品，多吃白肉（指禽类和海鲜水产，含较多的不饱和脂肪酸）。鱼肉含有丰富的多不饱和脂肪酸、维生素和矿物质，特别是深海鱼，含有丰富的 ω-3 多不饱和脂肪酸，这种长链多不饱和脂肪酸在抗炎、降低血液黏稠度、增加高密度脂蛋白胆固醇方面颇具优势，其中的二十碳五烯酸（eicosapentaenoic acid，EPA）和二十二碳六烯酸（docosahexaenoic acid，DHA）具有调节血脂、防治动脉粥样硬化、辅助抗肿瘤等作用。

豆类蛋白质也属于优质蛋白质，豆类食物如豆腐中所含的植物雌激素被认为是亚洲女性乳腺癌发病率低的一个重要原因。豆类制品富含大豆异黄酮，具有类雌激素作用，推测其能封闭乳腺组织的雌激素受体，从而减少雌激素与受体的结合，达到对乳腺的保护作用。

鸡蛋除了含有优质蛋白质、多种维生素和矿物质外，还提供丰富的卵磷脂、胆碱、卵黏蛋白、类胡萝卜素等对人体有益的营养成分。

（3）增加新鲜蔬菜水果的摄入

蔬果中具有抗氧化作用的维生素，如维生素 A、类胡萝卜素、维生素 E 和维生素 C，可增强机体免疫力，清除体内自由基，减少自由基对身体正常细胞的攻击，已被许多研究证实具有预防癌症发生的作用；维生素 D 和叶酸通过调控细胞增殖、分化及凋亡来降低癌症的发病率。因此，推荐每日食用 500 g 以上的蔬菜，尤其是十字花科蔬菜，如白菜类、甘蓝类、芥菜类、萝卜类，以及蘑菇、香菇等菌类。同时，推荐每日食用 300 g 以上的水果，如苹果、梨、猕猴桃、橙子、无花果等。

（4）选用含不饱和脂肪酸丰富的植物油进行烹饪

推荐用微波炉及气蒸的方法烹调，不推荐水煮、烧烤和高温煎炒。因为水煮方式会破坏大量水溶性维生素，高温煎烤会产生大量有害或致癌化学物质。烹调时应多选用花生油、豆油、橄榄油、芝麻油等含不饱和脂肪酸丰富的植物油，少用猪油、黄油、棕榈油等含饱和脂肪酸丰富的动植物油。

▶ 2. 乳腺癌患者饮食禁忌

（1）忌烟、酒

烟、酒是明确的致癌物质。主动吸烟和被动吸烟都会导致患癌概率大幅度提升，使癌细胞的发展、转移速度增快，导致生存期降低。长期过量饮酒还会引起血脂代谢紊乱，增加心血管疾病的风险。乙醇的第一代谢产物乙醛，是一种强烈的致癌物质。研究表明，白酒、葡萄酒和啤酒的摄入量均与乳腺癌的发生呈正相关。如果饮酒合并抽烟，则患癌症的危险性会进一步增加。所以，乳腺癌患者要禁烟禁酒，保持健康的生活习惯。

（2）忌过度摄入精制糖

过量摄入精制糖不仅容易引起肥胖、动脉硬化、高血压、糖尿病和龋齿等，还会降低机体免疫力；而且葡萄糖进入肿瘤细胞后，会作为底物提供能量，加速肿瘤细胞增殖，有利于肿瘤细胞的生长。所以，肿瘤患者要限制精制糖的摄入，减少服用饮料、甜食等，以预防肿瘤复发。

（3）忌过度摄入高脂肪油腻食物

肥胖是导致乳腺癌复发的重要因素之一。有学者认为，高脂肪、高动物蛋白质、高热量摄入会增加花生四烯酸和前列腺素的合成，降低细胞膜的稳定性，因而增加患乳腺癌的机会。尤其是绝经后女性肥胖常常伴随着卵巢外雌激素水平升高，使乳腺癌的患病危险性增高。美国的一项模拟人饮食脂肪成分的动物实验发现，当饮食中混合脂肪占总热量的 40% 时，有促进肿瘤生长的效应；降低饮食中混合脂肪至总热量的 10% 时，可阻止肿瘤的发展。同时有研究提示，对于高身体质量指数（body mass index，BMI）的女性，如果改善饮食方式，可以将乳腺癌发病风险降低 30% ～ 40%。

（4）忌过度摄入红肉及加工肉制品

哺乳动物的肉因为含有肌红蛋白，未经烹饪时多呈现红色，故被称为红肉，如我们常吃的猪、牛、羊肉等。红肉的肌肉纤维较粗硬，脂肪含量较高，尤其是饱和脂肪含量高于白肉，过多摄入会导致超重和肥胖。加工肉制品一般是指经过盐腌、风干、发酵、烟熏或其他处理、用以提升口感或延长保存时间的任何肉类，被列入致癌物清单中。红肉、加工肉制品通过高温烹调（煎、炸、烤）之后会产生多环芳烃及杂环胺类化合物等具有致癌性的化学物质，所以，世界癌症研究基金会建议公众尽量不要吃加工肉制品，每周红肉摄入量也不要超过 500 g。

（5）忌腌渍、烟熏、烘烤食物摄入

腌渍、烟熏、烘烤等加工方式常常会产生苯并芘、杂环胺、亚硝胺等致癌物。长期大量食用这类加工食品可能会造成健康风险。《中国居民膳食指南（2022）》指出，摄入过多烟熏食品可增加胃癌、食管癌、乳腺癌的发病率。咸鱼、咸蛋、腌菜等食品在腌制过程中都可能产生二甲基亚硝酸盐，在体内转化为致癌物质二甲基亚硝酸胺。熏肉、熏鱼、熏豆腐干等含苯并芘致癌物。因此，建议肿瘤患者少吃或不吃这类加工食品。

（6）忌过度辛辣刺激、油腻、荤腥的食物

肿瘤患者由于经历放化疗等一系列治疗后，时常会出现口腔炎、口干、咽痛、吞咽困难、皮肤干痛等副反应，在饮食方面应清淡富营养。过度食用辛辣刺激、油腻的食物往往会助火生痰，有碍脾胃运化。不仅对于肿瘤患者，而且对于正常的健康人群，都应该尽量不吃或少吃。

（刘珂欣）

乳腺癌患者常见共病的饮食宜忌

　　乳腺癌患者确诊后通常需要接受手术、放疗、化疗、内分泌治疗等综合治疗，这些治疗能有效控制肿瘤的发展，延长生存期，提高生存质量。但是也会带来一些不良反应，如高脂血症、糖尿病、肝肾功能异常等。部分乳腺癌患者及家属认为经过手术、放化疗等一系列抗肿瘤治疗后，机体免疫力下降，希望通过饮食进补来改善，这无可厚非，但殊不知不当的饮食非但不能增强体质，还会加重乳腺癌共病的发生，甚至增加乳腺癌复发转移的风险。

　　那么到底应该怎么吃呢？什么能吃，又有什么不能吃呢？

▶ 1. 高脂血症

　　血脂水平受年龄、性别、遗传、饮食、运动、激素水平及糖尿病、肾病等多种因素影响。此外，对于乳腺癌患者来说，化疗、内分泌治疗也会对血脂水平产生不利影响。其中，联合应用蒽环类和紫杉醇类化疗药物对血脂影响更为显著；激素受体阳性的绝经后女性，在生理因素及内分泌治疗药物的双重作用影响下，雌激素水平进一步下降，对血脂水平产生不利影响。有研究表明，> 66 岁乳腺癌患者的首要死亡原因是心血管疾病，而血脂异常是心血管疾病的重要危险因素。国内外越来越多的研究证明，血脂异常与乳腺癌的复发转移互相影响、密切相关。因此，乳腺癌患者控制血脂水平非常必要，这将有助于降低心脑血管意外发生的风险及乳腺癌复发转移的风险。合理的饮食习惯和生活方式可以有效改善高脂血症，调节血脂水平，降低高血脂的危害。无论是否进行药物治疗，都必须坚持控制饮食和改善生活方式。

（1）这些食物可以多吃

多吃纤维素、维生素含量高的食物

可多食用五谷粗粮代替精制碳水化合物的摄入量，如小米、燕麦、高粱、荞麦、玉米等食品，其纤维素含量高，可以减少肠内胆固醇的吸收，降低血脂水平。水果类如苹果、梨、橘子、番茄、火龙果等，也含有丰富的维生素和纤维素。蔬菜类含有较多的纤维素和其他微量元素，如油麦菜、韭菜、菠菜、芹菜、萝卜、胡萝卜等深色蔬菜，有很好的抗氧化作用，能清除自由基，有一定的心脑血管保护作用。

多吃清淡的食物

高脂血症患者日常生活中，可用蒸、煮、拌、炖等烹饪方法，代替油炸、煎炒等。这样简单的烹饪方法，不仅可保存食物中的营养素，还可以减少食用油的用量，避免过量的油脂摄入。

（2）这些食物要少吃

少吃高脂肪、高胆固醇类的食物

在烹调用油的选择上，要少用饱和脂肪酸类含量高的动植物油，如猪油、黄油等，多选用含有不饱和脂肪酸的植物油。在选择食用肉类时，要注意少吃肥肉，如肥羊、肥鸭、肥鹅等，烹调时尽量切去肉类及家禽的脂肪层。要严格限制胆固醇含量高的食物的摄入，如动物内脏、蛋黄等。脂肪含量高的坚果类，如夏威夷果、碧根果、松子等，也要减少摄入。

少吃高糖类食物

糖可在肝脏中转化为内源性三酰甘油，使血浆中三酰甘油的浓度增高，所以应减少甜食的摄入。如限制各种奶茶、碳酸饮料等含糖饮料的摄入；控制碳水化合物（糖类）的摄入，减少精制点心如蛋糕、甜点等的食用。

少吃高盐类食物

根据《中国居民膳食指南（2022）》推荐，成人每日食盐不超过5g。应该注意的是，除了食用盐外，味精、鸡精、酱油等调味品中也含有盐；腌制品如咸菜和腌肉中，也含有大量的盐，这都是看不见的盐。过量摄入食盐会增加高血压和动脉硬化等心血管疾病发生的概率。

▶ 2. 糖尿病

乳腺癌治疗可能会对血糖造成不利影响，增加糖尿病相关疾病的发病率。其原因是多方面的，如化疗药物可直接造成乳腺癌患者肝、肾、胰岛 β 细胞等功能损伤，从而直接或间接影响血糖代谢及调节能力。环磷酰胺、多柔比星及紫杉类是最常见的引起血糖异常升高的细胞毒性药物，化疗期间因化疗方案选择的不同，尤其是在含紫杉类药物的化疗中，会使用激素类药物预处理，预防化疗不良反应，但糖皮质激素会使血糖升高并增加糖尿病的发病风险。而在乳腺癌内分泌治疗中，他莫昔芬可抑制肝细胞对葡萄糖的吸收，降低肝细胞胰岛素敏感性，诱导肝细胞胰岛素抵抗，增加乳腺癌患者发生糖尿病的风险。乳腺癌与糖尿病有共同的致病危险因素，如肥胖、胰岛素抵抗等。饮食治疗是糖尿病的基础治疗措施，应贯穿于糖尿病治疗的始终。

（1）饮食原则

合理搭配饮食，少食多餐

平衡膳食的原则是碳水化合物、脂肪、蛋白质合理搭配，不可单一饮食。在控制总热量摄入的基础上，主食做到粗细搭配，副食做到荤素搭配，食物多样化，建议尽量摄入每日12种以上、每周25种以上的食物，包含谷薯类、蔬菜水果、畜禽鱼蛋奶和豆类食物。每一餐中非淀粉类蔬菜占50%，肉禽与蛋类占25%，谷物及淀粉类占25%。建议糖尿病患者每日5～6餐，加餐的最佳时间段是9～10点、15～16点及21～22点。这样既可以保证机体营养需要又能有效降低胰岛素负担，使血糖水平保持稳定。

低碳水化合物、高纤维、优蛋白质饮食

糖尿病患者应当科学吃主食，定量饮食，粗细搭配。通常建议每餐主食不超过100g为宜。粗粮含有丰富的膳食纤维、维生素和矿物质，如小米、高粱米、玉米、糙米、燕麦等，能降低食物消化速度，增加饱腹感，有助于控制餐后血糖，推荐粗粮占主食的1/3～1/2。而土豆、白薯、芋头、红薯等富含碳水化合物和膳食纤维的薯类可以代替主食，如100g土豆热量等于25g主食热量。此外，煮熟、煮烂以及含水多的食物容易被消化，升高血糖速度快，建议糖尿病患者"吃硬不吃软"，改变喝稀饭、白粥的习惯。对于蛋白质的摄入，建议患者适量进食动物蛋白质，如禽蛋类、奶类、鱼类、水产类的蛋白质，其营养价值高，对肾脏负担小。并按照蔬菜—肉类—主食的顺序进餐，细嚼慢咽。

多吃富含膳食纤维的食物

主张增加饮食中的膳食纤维，以促进机体的糖代谢。每日膳食纤维的摄入量不少于40g，多选择全谷物和全麦食物，用粗粮代替部分精制米面。中国居民膳食中鼓励大家多吃蔬果、奶类、全谷物、大豆，每日保证蔬菜摄入量500g，尤其是非淀粉类蔬菜的摄入量不低于1/2。富含纤维素的食物主要包括：芹菜、竹笋、韭菜、麦麸、豆类及木耳、菇类等。

科学食用水果

水果中含有丰富的维生素、纤维素和矿物质，这些营养素对糖尿病患者是有益的。但水果中也含有较多的葡萄糖和蔗糖，能被机体迅速吸收，引起血糖升高。因此，糖尿病患者食用水果时应当选用一些含糖量低的水果，如含糖量 < 10% 的水果：西瓜、柠檬、草莓、哈密瓜、李子、杏、枇杷、柚子等；含糖量 < 20% 的水果：樱桃、菠萝、橙子、苹果、火龙果、香梨、桑葚、猕猴桃、山竹、石榴等。吃水果的最佳时间是两餐之间作为加餐食用。此外，也要注意适量食用，这是指每日水果总量不超过 200 g，可以分到两顿加餐中，并根据实物交换法，减少主食的量，从而保持全部饮食的热量平衡。

（2）饮食禁忌

少吃甜食

糖尿病患者不宜吃各种糖类、蜜饯、巧克力、水果罐头、甜饮料、果汁、果酱及甜饼干、蛋糕、甜面包等精制甜糕点，这类食物容易使血糖迅速升高。可选用替代糖的甜味剂食品，如木糖醇、山梨醇、麦芽糖醇等加工的食物。

少吃高盐、高脂肪、高胆固醇的食物

培养清淡饮食的习惯，少吃腌、熏、烘烤、酱卤等加工的食物，限制酱油、鸡精等含盐量高的调味品或食物的摄入；严格控制胆固醇的摄入，少吃动物油、黄油、奶油、肥肉、动物内脏及蛋黄等。这些食物不仅会影响血糖水平，还可能导致高血压、高血脂和肥胖症。

戒烟限酒

吸烟会加重糖代谢紊乱，还可使糖尿病的血管并发症（如心脑血管、下肢血管等病变）的风险大大增加。所以，建议糖尿病患者戒烟。在饮酒的方面，建议患者尽量不饮酒，避免甜味酒和烈性酒的饮用。饮酒不利于每日总热量的控制，如必要饮酒，要控制碳水化合物的摄入，女性每日饮酒量为 15 g，男性是 25 g。

▶ 3. 高血压

有研究显示，与非乳腺癌女性相比，乳腺癌患者糖尿病和高血压的发病率更高。而乳腺癌的内分泌治疗药物（芳香化酶抑制剂）、靶向治疗药物（贝伐单抗和曲妥珠单抗）及蒽环类化疗药等均能引起患者血压升高。

多吃蔬菜水果

每日吃 3 ～ 5 种蔬菜，200 ～ 400 g 水果。维生素 C 具有保护动脉血管内皮细胞的作用，富含维生素 C 的水果有猕猴桃、柑橘、番茄、柠檬、橙子、柚子等。此外，木耳、海带、大蒜、芹菜、洋葱、冬瓜、黄瓜、茄子、绿豆、花生、陈醋、酸奶、香蕉等都有一定的降压功效。

限制盐的摄入

高血压患者食盐的摄入量需控制在每日 3 ～ 4 g。尽量避免食用高盐食物和调味品，如咸菜、熏肉等腌制食品以及黄豆酱、拌饭酱等。

增加膳食纤维摄入，低油低脂饮食

建议每日主食做到粗细搭配，如米饭配地瓜等，或米饭搭配粗粮、杂粮等。烹饪方式尽量选择蒸、煮、白灼、凉拌等少油的方式，尽量选用植物油代替动物油。建议增加不饱和脂肪酸的摄入，如腰果、开心果、核桃、芝麻等坚果类。

▶ 4. 高尿酸血症

乳腺癌患者辅助化疗在杀死大量癌细胞的同时，全身氧化应激及细胞代谢分解也会引起机体尿酸的变化。高尿酸血症首选非药物治疗，包括调节饮食、加强锻炼和控制体重。约 20% 的嘌呤是通过饮食进入人体的，我们可以通过调整饮食来降低嘌呤的摄入，增加嘌呤的排泄，以期降低尿酸水平，避免痛风的发生。

充分饮水

适量饮水有助于尿酸的排泄，心肾功能正常的患者，每日饮水量需达 2 000 ～ 3 000 ml。喝水要喝偏碱性水为宜，如苏打水。

鼓励奶制品和新鲜蔬菜的摄入

蛋白质的摄入应以植物蛋白为主，每日 50 ～ 70 g。动物蛋白可选择牛奶、脱脂奶粉、鸡蛋等。因酸奶中含有乳酸较多，乳酸与尿酸竞争排泄，故不宜饮用。新鲜蔬菜水果可提供丰富的维生素，维生素能够促进血液循环，有利于尿酸排泄。且蔬菜水果多属碱性食物，可升高体液 pH，促进尿酸溶解，增加尿酸排泄。

限制高嘌呤饮食的摄入

应减少食物中过多嘌呤的摄入给身体带来的负担。富含嘌呤的食物包括：动物内脏尤其是肝、脑、肾等，沙丁鱼、鲤鱼、鲈鱼、贝壳类等海鲜产品以及浓肉汤等。可选择嘌呤含量低的白肉，如鸡、鸭、鹅、淡水鱼等，或可水煮后弃汤食用。其他嘌呤含量低的食物有谷类食品，包括精白米、玉米、馒头、面条、通心粉、苏打饼干等；蔬菜有卷心菜、胡萝卜、芹菜、黄瓜、茄子、甘蓝、南瓜、西葫芦、西红柿、萝卜、山芋、土豆等；乳类有各种鲜奶、炼乳等。

限制高果糖饮食的摄入

果糖的过多摄入会使嘌呤合成增加，导致血尿酸水平上升。故应限制高果糖饮食的摄入，避免饮用含糖饮料或者果汁。

限制饮酒

乙醇能促进尿酸的合成，并降低尿酸的排泄。高尿酸血症患者应严格忌酒，尤其是含有大量嘌呤的啤酒。

不推荐也不限制豆制品（如豆腐）的摄入

豆制品是我国人民长期食用的传统食品，在改善食品营养状况方面有一定的作用，但是豆制品含有较多的嘌呤含量，一般高达 300 mg/100 g，且其嘌呤含量因加工方式而有所差异，故《中国高尿酸血症与痛风诊疗指南（2019）》不推荐也不限制豆制品的摄入。

▶ 5. 肝功能异常

肝脏是人体最大的解毒器官，约有 70% 的药物需经过肝脏代谢，不论是解毒过程被抑制，还是药物毒性被诱发，都有可能造成肝脏细胞的损伤。根据《首个中国大陆药物性肝损伤相关不良反应调查报告》显示，在 2012—2016 年药物性肝损伤报告中，化学药占 94.5%。其中，抗生素、心血管药物、抗肿瘤药位居前三位。在乳腺癌的治疗中，化疗药物、内分泌治疗药物、靶向治疗药物等都会经肝脏代谢，可能造成肝脏细胞的损伤，导致肝功能异常。对于肝功能异常的患者来说，饮食上更要注意摄入丰富的维生素、适量蛋白质和少量脂肪，以免加重肝脏负担。

（1）这些食物可以吃

适量摄入蛋白质

蛋白质是肝脏必不可少的营养物质，可促进肝脏修复。但进食要适量，可以吃一些瘦肉、鱼类、乳类、花生、豆类等优质蛋白质。

多吃富含维生素的食物

深色蔬菜中含有丰富的维生素，常见的有菠菜、油菜、茼蒿、西兰花等绿叶菜，胡萝卜、西红柿、菜椒等橘红色蔬菜，以及紫甘蓝、茄子、洋葱、红苋菜等紫黑色蔬菜。此外，多食用菌类食品，如木耳、香菇、蘑菇等，有助于提高机体免疫力。

（2）这些食物要少吃

少吃加工食品

常见的加工产品有罐装、瓶装的食品、饮料等。这是由于加工产品中往往会加入防腐剂，可能对肝脏有毒性作用。

少吃高脂肪、高胆固醇的食物

进食过多高脂肪、高胆固醇的食物不仅会增加肝脏的负担，还会导致脂肪肝。

少喝酒

酒精主要在肝脏内分解代谢。肝功能异常时饮酒不仅会影响治疗效果，还会加重肝细胞损伤。

▶ 6. 肾功能损伤

乳腺癌患者接受化疗、内分泌治疗、靶向治疗等综合治疗时，许多药物均从肾脏代谢，对肾功能有一定的影响。常见的有化疗药（如环磷酰胺、铂类、卡培他滨等）、镇痛药、抗生素、造影剂、骨保护剂等，均可能造成肾功能损伤。肾功能损伤患者的饮食总体原则是低盐、低脂、优质低蛋白质等，应根据肾功能不同时期，相应调整饮食。

低盐、优质低蛋白质、低嘌呤饮食

肾功能受损的患者宜低盐饮食，每日摄入盐 3 g。而钠的增多，易发生水液潴留，导致水肿和高血压。肾功能不全的患者对蛋白质的代谢能力明显降低，故需低蛋白质饮食，蛋白质摄入量控制在每日 0.6 g/kg 以下，且应摄入脂肪含量低的优质蛋白质，如奶、蛋、鱼、瘦肉等。肾功能不全的患者，常会合并有高尿酸血症，因此也需要低嘌呤饮食。

低钾、低磷饮食

肾功能不全患者会出现不同程度的电解质紊乱。出现高血钾时，应当限制摄入含钾高的食物如土豆、紫菜、海带、玉米、竹笋、桂圆干、红枣、桃子、香蕉、猕猴桃等，选用茄子、丝瓜、西葫芦、黄瓜、秋葵、冬瓜、绿豆芽、梨、火龙果、葡萄、西瓜等低钾食物。出现高磷血症时，应当减少摄入牛奶类、鸡蛋类、动物内脏类、蘑菇类、浓肉汤等高磷食物。可选择蒸煮等合适的烹饪方式进行处理，如蘑菇类切块水煮后，再烹饪；瘦肉切块水煮后，弃汤食用，这样可以减少食物中的磷含量。

保证充足热量

肾功能不全患者需要补充充足的能量，每日热量控制在30～35 kcal/kg为宜。宜食用新鲜的蔬菜水果，补充维生素和微量元素等。

多饮水

乳腺癌患者化疗期间应增加饮水量，以加快体内药物及代谢产物的排除，减轻对肾脏的损害。

（郭彦茹）

乳腺癌患者化疗期的营养支持

近30年来，乳腺癌的治疗从手术治疗演变到现在的综合治疗和个体化治疗，取得了巨大的进展，大大提高了患者的生存率。而化疗作为乳腺癌综合治疗中基础及有效的治疗手段，有着不可替代的地位，化疗药物主要针对细胞不同的分裂增殖阶段而发挥作用。肿瘤细胞增长迅速，肿瘤组织分裂增殖的细胞比例高，而正常细胞增长相对缓慢，故化疗药物对肿瘤细胞的杀伤作用更大，增殖越快的肿瘤对化疗越敏感，见效越快。但化疗药物在杀伤肿瘤细胞的同时，不可避免地对正常的体细胞也造成一定的损伤。临床上发现，肿瘤患者化疗阶段及肿瘤晚期发生营养不良和代谢紊乱的比例增高，影响抗肿瘤治疗的依从性和疗效，从而影响患者的预后。一项纳入 8 160 例晚期肿瘤患者的国际大样本研究发现，体重丢失量越大、身体质量指数（BMI）越低的患者生存期越短。因此，乳腺癌患者尤其是化疗阶段的患者，营养支持是非常重要的。

结合中国临床肿瘤学会（CSCO）发布的《恶性肿瘤患者营养治疗指南 2021 版》和乳腺癌患者营养治疗专家共识及《中国居民膳食指南（2022）》推荐：①营养筛查和评估应在肿瘤诊断时及治疗期间进行，并在后续的每一次随访中重新评估。②卧床的患者能量需求为每日 20 ～ 25 kcal/kg，有活动能力的患者为每日 25 ～ 30 kcal/kg；每日摄入总水量为 30 ～ 40 ml/kg；乳腺癌患者的蛋白质摄入量建议达到每日 1.2 ～ 1.5 g/kg，严重消耗者可将蛋白质供给量调整至每日 1.5 ～ 2.0 g/kg；碳水化合物供能比例为 50% ～ 65%；脂肪供能比例为 20% ～ 30%；建议摄入的水量（包括饮水和食物所含的水）为每日 30 ～ 40 ml/kg；保证每日摄入不少于 300 g 的新鲜蔬菜，其中深色蔬菜应占 1/2；每日摄入 200 ～ 350 g 的新鲜水果。③推荐患者在化疗期间在可耐受范围内保持体力活动，保持适量的有氧运动和（或）抗阻力训练以维持肌肉量，改善有氧代谢能力，降低肌细胞分解代谢而增加其合成代谢，增加肌肉强度，减轻炎症反应，减少疲劳和焦虑，改善生命质量。

▶ **标准解读 1　居家如何对自己做营养筛查和评估?**

　　患者居家可以通过监测自己的体重和 BMI 来对自身营养情况进行初步筛查,如果发生:①最近 3 个月体重丢失 > 5%,或膳食摄入较从前减少 25% ~ 50%。② BMI < 18.5(BMI 的公式为体重 kg/ 身高的平方 m^2,如体重 60 kg、身高 160 cm 的 BMI 为 $60\,kg/1.6\,m^2$ = 23.4)。提示有营养风险,即指现存的或潜在的营养和代谢状况有对患者疾病或治疗相关的临床结局(感染有关的并发症、住院日等)发生负面影响的可能,建议患者关注到营养问题,给予营养干预。

▶ **标准解读 2　如何设定每日的营养素?**

　　营养不良包括营养不足和营养过剩(超重和肥胖)两个方面,乳腺癌患者营养不足的发生率明显低于其他常见恶性肿瘤,国内外的研究结果均显示,乳腺癌患者尤其是绝经后的乳腺癌患者,营养过剩的发生率在 50% 以上。营养过剩会造成肝脏负担加重,能量以脂蛋白颗粒形式蓄积在肝细胞内,这也是化疗性脂肪肝形成的原因之一。因此,化疗期间科学地摄入营养素尤为重要,以 60 kg 体重的乳腺癌化疗患者来计算:患者每日能量需求为[60×(25 ~ 30)kcal]1 500 ~ 1 800 kcal,其中碳水化合物供能为 750 ~ 1 080 kcal,脂肪供能为 300 ~ 540 kcal;蛋白质摄入量为[60×(1.5 ~ 2.0 g)]90 ~ 120 g,食物蛋白质的最好来源是鸡蛋、低脂奶制品、鱼、家禽、瘦红肉(去掉脂肪部分的红肉)等,尽量少食用加工肉制品;摄入的水量(包括饮水和食物所含的水)每日 1 800 ~ 2 400 ml;保证每日摄入不少于 300 g 的新鲜蔬菜,深色蔬菜应在 150 ~ 175 g;天天吃水果,保证每日摄入

200 ～ 350 g 的新鲜水果，果汁不能代替鲜果。

（郑 蔚）

乳腺癌患者放疗期的饮食管理

放疗是治疗乳腺癌的重要手段之一，可破坏和阻止乳腺癌细胞的扩散与蔓延，从而起到控制乳腺癌、提高生存率、改善患者生活质量的目的。但是，放疗在杀死癌细胞的同时，也可能给机体正常组织造成损伤。放疗所致的副反应一般发生在治疗后的 2 ～ 4 周，有些副反应可持续 2 ～ 3 周甚至更久，而良好的营养支持可减轻放疗副反应，并促进机体各器官修复，早日康复。因此，为保证放疗的顺利进行及放疗后的康复，需要重视饮食的支持。

乳腺癌患者放疗前后的饮食总原则是：养成良好的饮食习惯，定时、定量、少食、多餐。食物应保持新鲜。饮食宜高营养、高纤维素、低脂肪、清淡为宜。多吃绿叶蔬菜和水果，少吃或不吃腌制、烟熏、炙烤的食物。多吃五谷杂粮和豆类，少吃精制米面。常吃干果、种子类食物，补充多种维生素、矿物质及不饱和脂肪酸等。不可过多摄入冷饮。禁暴饮暴食，禁烟禁酒。

▶ 1. 放疗前

（1）为了使机体有一定的营养储备，也就是中医学所说的提高"正气"，去承担放疗可能带来的副反应，患者在放疗前就应开始增加营养的摄入，以高热量、高蛋白质、高维生素、易消化的饮食为宜，如瘦肉、鸡蛋、牛奶、大豆制品、米面、杂粮、新鲜蔬果（西兰花、油菜、紫甘蓝、苹果、草莓、西红柿、香蕉等）；避免食用刺激性食物和高脂肪、高胆固醇食物，如过冷、过烫、酸辣、腌制、熏烤的食品。

（2）在正式接受放疗前1个小时要适量吃一些食物，避免空腹接受治疗。可常备一些加餐小食物，如面包、果汁、藕粉、酸奶等，随时补充能量，以备不时之需。

▶ 2. 放疗过程中

（1）放疗过程中，患者往往会出现不同类型的身体症状或情绪问题，因此在饮食上更要注重色、香、味，更换不同的烹调方法（蒸、煮、炒、炖等），经常变换食物品种和花样，促进患者的食欲。

（2）选择食物以高营养、低脂肪、易消化为宜，忌油腻及刺激性强、腌制品等食物，减少调料的用量，保持饭菜清淡，宜少食多餐，初期可以半流食为主。

（3）主食以大米、麦、大豆类为主；肉类侧重猪肉、鸭肉、甲鱼、牡蛎、螃蟹等；蔬菜要鲜嫩，可多用萝卜、菠菜、苋菜、花菜、丝瓜、冬瓜、蘑菇等含维生素C且胡萝卜素较多的种类。

（4）放疗期间多饮水，建议每日3 000 ml以上。多饮水可使因放疗所致肿瘤细胞大量破裂、死亡而释放的毒素随尿液排出体外，以减轻全身放疗反应。

（5）对于味觉异常的患者，如食甜食出苦味、食酸食出辣味等，可以及时与医生沟通，明确出现味觉异常的原因，对症处理。日常饮食中需注意食物的甜咸和冷热，避免患者生理和心理上对食物的抗拒。

（6）对于有口腔或食管黏膜受损的患者，饭菜的温度不宜过热，肉要剁细，蔬菜要炒熟至软烂，蔬菜或水果等无法咽下者可以榨成汁饮用；并可适量口含冰块或饮用少量冷饮，以减轻进食后的不适感；饮食前后多用淡盐水漱口，保持口腔湿润和清洁，选用软毛牙刷以减少对口腔黏膜的损伤。

（7）吞咽困难的患者可给予流食或半流食，如米粥、果蔬汁、蛋羹、豆腐脑等。

（8）中医学认为，射线属"火热"，在达到治疗目的的同时，可造成人体的"内热"，出现口唇干燥、舌红少苔等伤津动血、耗气伤阴的症状。建议多进食清热、养阴、生津的食物，即"凉性食物"，如冬瓜、苦瓜、百合、金银花、菊花、罗汉果、梨、西瓜、柑橘、马蹄等；还可用玄参、金银花、板蓝根、蒲公英、生地等煎水漱口，或少量代茶饮用。禁食或少食"热性食物"，如狗肉、羊肉等，以及辣椒、花椒、八角、桂皮和榴莲、芒果、桂圆、荔枝等。

▶ 3. 放疗副反应的饮食管理

食欲不振：患者最多见的副反应是食欲不振、厌食、味觉迟钝，故以选择营养丰富、清淡易消化的食物为好，注重调配患者平时喜爱的食物，调动患者的视、嗅觉以增加食欲，饮食采用少食多餐的方式，可选择面包、藕粉、酸奶、水果、果汁等加餐小点心以增加摄入。

口干、咽疼、口腔溃疡、食管炎：锁骨上区域是乳腺癌术后放疗的主要靶区之一，照射范围上至颈部，可伤及唾液腺，加上射线对口腔黏膜的直接损伤，均可导致口腔黏膜反应。饮食上，要以清淡易消化、高蛋白质、高热量、低脂、富含维生素及膳食纤维的食物为主，如鸡蛋、鱼肉、瘦肉、牛肉、鸡肉、新鲜蔬菜水果等。进食少渣流质（牛奶、果蔬汁、鱼汤、肉汤）或者半流质（粥、米糊、烂糊面、蛋羹、小馄饨、藕粉）。烹饪方式建议蒸、炖、煮。

恶心、呕吐：饮食宜清淡，避免油腻、辛辣、过甜、刺激性气味食物，少食多餐，菜中可放少量姜汁以调味，在呕吐的间期慢慢进食。尽量避免不新鲜的气味，勿同时摄取冷和热的食品。进食前后尽量少饮水，汤水和食物分开，餐后不要立即躺下。恶心时可口含陈皮、糖果、偏酸的水果等。

腹胀、腹泻：避免食用易产气（洋葱、豆类、萝卜、韭菜、葱等）、高纤维（如笋、玉米、芹菜等）、刺激性（碳酸饮料、辣椒、酒精等）的食物；吃饭时避免喝大量汤水；腹泻患者则选用低渣、清淡食物（冬瓜、土豆等），及时补充水分及盐分。

便秘：适当增加活动量；多食新鲜蔬菜、水果及其他富含纤维素的食物，如香蕉、苹果、红薯、麸皮全谷类等；避免食用易产气、高蛋白质、刺激性及难以消化的食物；多饮汤水及蔬果汁；按摩腹部，刺激肠道蠕动。

骨髓抑制：表现为白细胞、血红蛋白或血小板下降，饮食上要注意加强营养，多食含铁较多的食品如菠菜、芹菜、番茄、蛋黄、动物的肝脏与心脏、赤豆、红皮花生等，水果可以选择杏、桃、李子、葡萄干、红枣等。选择高蛋白质、高热量、易消化的食物，以增加机体抵抗力，减少感染可能。避免进食粗糙、坚硬的食物，以防消化道黏膜出血。

放射性皮炎：饮食方面强调多食用高蛋白质、富含维生素的食物，以促进皮损及创面的愈合，忌食温热性食物，如狗肉、羊肉、荔枝、龙眼、辣椒、胡椒等。

（屠思远　金　岚）

乳腺癌患者围手术期的饮食宜忌

▶1. 术前准备

关于术前检查：乳腺癌手术前要根据医生的安排进行一系列检查，评估病情和手术风险，制定最佳手术方案。常规包括：①血液检查，如血常规、肝肾功能、血脂、血糖、凝血功能、性激素水平、甲状腺激素、传染病指标、肿瘤指标等；②尿常规、粪常规；③乳腺检查如乳房 B 超，根据病情评估和手术方式选择的需要，可进行钼靶及乳腺增强磁共振检查；④其他相关检查，如心电图、心超、腹部 B 超、阴超（或子宫附件膀胱 B 超）、甲状腺 B 超、胸部 CT、肺功能等检查；⑤特殊影像检查，如放射性核素断层扫描（ECT）、正电子发射断层显像 /X 线计算机体层成像（PET-CT）等。

关于术前心理调整：手术前，主刀医生或主治医生会与患者及家属进行术前谈话，告知手术的目的与方式、手术具体安排、手术前准备、手术过程中存在的风险及手术后可能的并发症及注意事项等。

患者在医生的帮助和指导下，应调整紧张情绪、放松心情，术前要合理饮食，保证充足睡眠，家属也应给予患者鼓励和支持。

▶2. 术前检查的饮食注意事项

血液生化检查：需要空腹进行，禁止进食和饮水（包括饮料、奶制品等）。因为食物和水都会通过神经反射引起肝肾功能的变化，释放一些酶或其他物质，造成检查结果的假性。此外，建议检查前一日的晚餐饮食清淡，避免食用海鲜、烧烤和辛辣刺激食物，不饮酒。

腹部B超检查：也需要空腹进行。因为进食和饮水会刺激胆囊，使胆囊收缩，影响B超的成像。

PET-CT检查：从检查前一日晚11点以后禁食（一切食物），禁止服用含糖药物或能量合剂（PET-CT检查要注射18F-脱氧葡萄糖，检查前需控制好血糖），但饮水不限（不能饮用饮料，如含糖碳酸饮料等）。检查当日早7:30前建议适量饮水（以500～800 ml最佳）。

心电图检查：检查前避免饮用咖啡、浓茶、奶茶等，以免引起心悸，影响心电图表现。

尿常规、粪常规检查：没有绝对禁忌，但建议检查前食用易消化的食物，避免辛辣刺激食物，以免可能会刺激尿道、肠道。留取尿液标本时，应避免月经期，尿液中混有经血，会导致红细胞、白细胞增高的假象。

▶ 3. 手术前 1 周的饮食原则

乳腺癌的手术通常不是急诊手术，患者一般有1周左右的时间做心理和生理上的准备。手术前1周要调整饮食结构，保证足够的营养。应保证优质蛋白质和热量、维生素、膳食纤维的摄入，这样既能够维持机体的能量，抵御手术的消耗，又能促进术后尽快恢复。

因此，手术前1周无需过分忌口。提倡低脂肪、低胆固醇、优质蛋白质饮食，多吃蔬菜水果以补充维生素A和维生素C，适当食用粗粮以补充膳食纤维。不吃烟熏、炙烤、油炸的食物，不暴饮暴食也不偏食。糖尿病患者还必须控制血糖，高血糖不利于伤口愈合，可增加伤口感染的风险。

▶4. 手术前要禁食、禁水

乳腺癌的各种手术方式基本采用全身麻醉，务必自手术前一日晚 10 点开始禁食、禁水，包括各类零食、饮料。因为全身麻醉后，人的意识和咳嗽反射会暂时消失，胃内的食物或水容易反流到口腔，流入气管，造成肺部感染，甚至堵塞气管造成窒息，后果十分严重。

因此，即使手术不是一大早开始，手术前一日晚 10 点以后、手术当日早晨也是不能吃东西和喝水（咖啡、牛奶、果汁等）的。如果手术台次较后，医生会开具适量补液以防止低血糖和能量不足。如高血压或其他内科疾病患者需要服药，可干吞药片或喝一小口水；如常规注射胰岛素的患者，手术当日早晨停止注射胰岛素1 次（长效胰岛素可能自术前一晚停止注射，具体根据医嘱执行）。

▶5. 手术结束后当日的饮食要求

由于全身麻醉苏醒后仍需禁食 4 小时，手术当日的第一餐往往要到中午甚至下午、夜间。此时患者已有 10 多到 20 多小时没有进食，加之手术耗伤气血，术后脾胃虚弱，切忌一次性大量进食。要少量多次补充，循序渐进。以清淡、易消化的食物为宜，根据患者的口味进行调整，个体化"定制"。但要避免刺激、油腻食物，以免对脾胃功能造成再次损伤。

由于手术前后禁食时间较久、术后活动减少等缘故，患者容易出现便秘症状。此时应补充富含维生素 A、维生素 C 的蔬菜水果（避免果糖含量过高的水果），适当添加含膳食纤维的粗粮等，多饮水，但不要大量饮用牛奶或奶制品、豆制品，以防止腹胀。在医生允许后，可下床进行小幅度活动，这样既能促进排便，也能预防术后深静脉血栓、肺部感染的发生。

▶ 6. 手术后 1 周的饮食安排

手术后第 1 天起至术后 1 周的饮食原则是"正常、均衡、易消化",补充优质蛋白质、足够的蔬菜水果。对伴有高血压、高血脂和糖尿病、甲状腺疾病等其他疾病的患者,需要相应注意低盐、低脂、少糖或无糖、低碘、低钾等,具体应在专科医生指导下合理搭配饮食。一般情况下需做到以下方面。

定时、定量进食:不要过度滋补,尤其是浓鸡汤等,不仅油腻,刺激患者术后本就虚弱的脾胃功能,而且喝多了会造成营养不均衡。更加不可暴饮暴食,要有规律、按计划摄入营养和能量。

适当食用粗粮、杂粮:补充膳食纤维,有助于缓解术后便秘症状,促进排便。

低脂肪、优质蛋白质饮食:选用瘦肉、低脂牛奶、鸡蛋等。

补充维生素 A、维生素 C:多吃蔬菜和糖含量低的水果。如卷心菜、荠菜、蘑菇等食物,可抑制癌细胞。水果可以选择苹果、猕猴桃、橙子、人参果等。

适量食用干果类:干果富含多种维生素、微量元素、纤维素、蛋白质,营养价值高。

合理进补能提高免疫力的食物:如海参可提高免疫力,白木耳、红枣有直接或间接抗癌强身的作用。

避免腌制品、熏烤物,忌食烤煳、焦化、变质食物:如咸鱼、腌菜、熏肉等。

烹饪方法:多蒸、煮、炖,少油炸、油煎,避免"浓油赤酱"。

（周　悦）

复发转移期乳腺癌患者的饮食建议

每年新发的乳腺癌病例中，有 3% ～ 10% 的患者在确诊时即有远处转移；早期患者中约有 30% 可发展为晚期乳腺癌。晚期乳腺癌患者 5 年生存率为 20%，总体中位生存时间为 2 ～ 3 年。乳腺癌最常见的远处转移部位是骨转移，其次是肺转移、肝转移、脑转移等。复发转移期的乳腺癌患者处于疾病末期，存在营养不良、疲乏，疼痛、情绪低落等问题。那么，如何在满足患者"口腹之欲"的情况下，均衡营养，改善症状，尽量延长生存期呢?

骨转移的患者常出现持续性或局限性的骨痛，甚至发生病理性骨折，针对骨转移的治疗可能引起下颌骨坏死（3%）、低磷血症和低钙血症。在接受双膦酸盐和地舒单抗治疗前，患者应进行牙科检查，在治疗期间做好口腔卫生，尽可能避免牙科手术或口腔内的有创操作。避免食用过硬、过烫的食物。国外的研究发现，一些地中海饮食中的食物营养成分（表1）可能对乳腺癌骨转移患者有益或能抵抗骨转移，这些食物主要是新鲜的水果、蔬菜和鱼类。

表 1　常见地中海饮食中的食物营养物质和代表食物

营养物质	代表食物
白藜芦醇	葡萄、花生、浆果、红葡萄酒
s- 烯丙基半胱氨酸（ASC）	西兰花、花椰菜、羽衣甘蓝
二烯丙基二硫化物（DADS）	大蒜
橄榄油刺激醛 [(－) oleocanthal]	初榨橄榄油
山奈酚	多叶蔬菜、苹果、洋葱、西兰花、茶叶、甘蓝、豆类、番茄、草莓

（续表）

营养物质	代表食物
吲哚 -3- 甲醇（I3C）	花椰菜、卷心菜、甘蓝、芥菜、叶类蔬菜
藏花素	藏红花
染料木素	大豆
花青素	浆果、醋栗、热带水果、谷物、根茎
硅灵素	奶蓟草
姜黄素	咖喱粉
阿魏酸	大米、小麦、燕麦、菠萝、柚子、橘子、豆类、咖啡豆
槲皮素	甘蓝、西红柿、西兰花、蓝莓、苹果
维生素 D	金枪鱼、鲭鱼、鲑鱼、奶酪、蛋黄
二十二碳六烯酸（DHA）、二十碳五烯酸（EPA）	三文鱼、鲱鱼、贝类、金枪鱼、核桃、沙丁鱼、比目鱼
对羟基肉桂酸	茶叶、咖啡、酒、苹果、浆果、樱桃、胡萝卜、谷类、葡萄
芹菜类	欧芹、西芹、甘菊茶

晚期乳腺癌的治疗目标是改善患者的生存质量，进一步延长患者的生存时间，以期达到带瘤生存的目的。通过食疗方法，可缓解疲乏、疼痛、恶心呕吐、口腔溃疡等不适症状。

癌性疲乏：选用大量新鲜的蔬菜、水果和全谷物；富含 ω-3 脂肪酸的食物如海鱼、坚果、种子类食物。

癌性疼痛：复发转移期的癌症患者很多存在营养摄入不足的情况，据报道与健康女性相比，乳腺癌患者摄入的蛋白质和脂肪含量下降，碳水化合物和膳食纤维则摄入区别不大。营养摄入不足，体内缺乏一些脂肪酸、微量元素及维生素如不饱和脂肪酸、镁、锌、

B 族维生素、维生素 D 和胡萝卜素等，可加重疼痛。此外，服用芳香化酶抑制剂的乳腺癌患者有 75% ～ 90% 存在维生素 D 缺乏的情况，常引起肌肉、骨骼疼痛。因此，推荐绿叶蔬菜、深海鱼、全谷物等。

恶心呕吐：应创造一个舒适的就餐环境，细嚼慢咽，少食多餐，避免饥饿后进食，因为饥饿可引起恶心。食物应易消化吸收，避免过甜、过辣、过油的食物。

口腔溃疡：选用优质蛋白质食物为主，注意营养均衡，控制不饱和脂肪酸的摄入，以植物油为主，应少食动物内脏，多食瓜果蔬菜，食用高纤维素食物，减少碳酸饮料等的饮用，以粗粮为主，增加肠道有益菌的摄入，如酸奶。

复发转移期的乳腺癌患者经一系列治疗后大多存在气血亏虚、邪盛正衰的情况，且各种药物克伐脾胃，而大多数水果性偏寒凉且含糖量较高并不适宜大量服用。结合中国人的饮食习惯和个人体质，患者可以选择新鲜的蔬菜佐以适量水果，必要时可以将水果烹煮后食用，如炖梨。适量的蛋白质摄入也十分必要，如鱼、瘦肉、去皮的禽肉、蛋类、低脂与无脂的奶制品、坚果和豆类等食物都是优质蛋白质的来源。避免羊肉、狗肉、鹅肉、榴莲等辛热发物，限制含糖饮料、加工果汁的摄入。多食鱼类、禽类、低脂奶类、全谷物，而非红肉、加工肉制品和高脂奶类（黄油、奶酪、奶油）、精制米面。

（孙子月）

参考文献：

[1] 诸骏仁,高润霖,赵水平,等.中国成人血脂异常防治指南(2016年修订版)[J].中华全科医师杂志,2017,16(1): 15-35.

[2] 于子棋,肖志,邹玉辉,等.乳腺癌患者化疗前后血脂血糖及体质量指数的变化[J].中国普通外科杂志,2017,26(11): 1502-1505.

[3] Kwan ML, Cheng RK, Iribarren C, et al. Risk of Cardiometabolic Risk Factors in Women with and without a History of Breast Cancer: The Pathways Heart Study[J]. J Clin Oncol, 2022, 40(15): 1635-1646.

[4] 中华医学会内分泌学分会.中国高尿酸血症与痛风诊疗指南(2019)[J].中华内分泌代谢杂志,2020(1): 1-13.

[5] Lohard S, Bourgeois N, Maillet L, et al. STING-dependent paracriny shapes apoptotic priming of breast tumors in response to anti-mitotic treatment[J]. Nat Commun, 2020,11(1): 259.

[6] Martin L, Senesse P, Gioulbasanis I, et al. Diagnostic criteria for the classification of cancer-associated weight loss[J]. J Clin Oncol, 2015, 33(1): 90-99.

[7] Donald C M. The systemic inflammation-based Glasgow Prognostic 3. Score a decade of experience in patients with cancer[J]. Cancer Treat Rev, 2013, 39(5): 534-540.

[8] 中国抗癌协会肿瘤营养与支持治疗专业委员会.中国肿瘤营养治疗指南[M].北京:人民卫生出版社,2015.

[9] 李薇.乳腺癌患者的营养治疗专家共识[J].肿瘤代谢与营养电子杂志,2021,8(4): 374-379.

[10] 王艳莉,方玉,辛晓伟.202例乳腺癌患者营养状况调查[J].中国肿瘤临床与康复, 2014,21(2): 1516-1518.

[11] Abd, Majid, Hazreen, et al. Nutritional Status of Breast Cancer Survivors 1 Year after Diagnosis: A Preliminary Analysis from the Malaysian Breast Cancer Survivorship Cohort Study[J]. Journal of the Academy of Nutrition and Dietetics, 2018, 118(4): 705-713.

[12] 丁海青.乳腺癌患者术后放疗的健康指导[J].北方药学,2014,11(5): 158-159.

[13] 阮迎新.乳腺癌放射治疗的护理体会[J].中国误诊学杂志,2008(8): 1840-1841.

[14] 冯秀敏.乳腺癌放疗患者的临床护理体会[J].吉林医学,2012,33(6): 1339.

[15] 国家肿瘤质控中心乳腺癌专家委员会,中国抗癌协会乳腺癌专业委员会,中国抗癌协会肿瘤药物临床研究专业委员会.中国晚期乳腺癌规范诊疗指南(2020版)[J].中华肿瘤杂志,2020,42(10): 781-797.

[16] Maroni P, Bendinelli P, Fulgenzi A, et al. Mediterranean Diet Food Components as Possible Adjuvant Therapies to Counteract Breast and Prostate Cancer Progression to Bone Metastasis[J]. Biomolecules, 2021,11(9): 1336.

[17] Zick SM, Colacino J, Cornellier M, et al. Fatigue reduction diet in breast cancer survivors: a pilot randomized clinical trial[J]. Breast Cancer Res Treat, 2017, 161(2):

299-310.

[18] Tümkaya Yılmaz S, Malfliet A, Elma Ö, et al. Diet/Nutrition: Ready to Transition from a Cancer Recurrence/Prevention Strategy to a Chronic Pain Management Modality for Cancer Survivors[J]. J Clin Med, 2022,11(3): 653.

[19] Marx W, Kiss N, McCarthy AL, et al. Chemotherapy-Induced Nausea and Vomiting: A Narrative Review to Inform Dietetics Practice[J]. J Acad Nutr Diet, 2016,116(5): 819-827.

[20] Khodabakhshi A, Akbari ME, Mirzaei HR, et al. Effects of Ketogenic metabolic therapy on patients with breast cancer: A randomized controlled clinical trial[J]. Clin Nutr, 2021,40(3): 751-758.

[21] 郑莹.中国乳腺癌患者生活方式指南[J].全科医学临床与教育,2017,15(2): 124-128.

第二章

答疑解惑

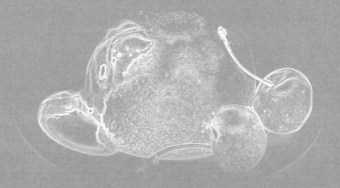

▶1. 可以吃人参吗？

人参古称"还魂草"，具有大补元气、复脉固脱的功效。现代药理研究发现，人参具有抗肿瘤、抗炎、抗疲劳及提高免疫力等多种生理作用。

人参皂苷是人参中最重要的活性成分，体内外实验证实人参皂苷具有显著的抗肿瘤活性，其中人参皂苷 Rg_3 已有用于肿瘤患者辅助治疗的单体药物。研究表明，人参皂苷的抗肿瘤活性是通过不同途径实现的，包括抑制肿瘤细胞增殖、诱导肿瘤细胞凋亡、抑制肿瘤细胞侵袭和转移、阻断肿瘤血管生成、增强机体免疫系统、抗氧化应激以及与化疗药物协同作用等。

大多数中国老百姓都知道人参是保健佳品，看望乳腺癌朋友时也经常选择赠送人参，但人参种类多，功效不一，乳腺癌患者到底该如何选择呢？

按照生长环境及产地，人参主要分野山参、林下参、移山参、池底参、趴货、园参，高丽参、花旗参、西洋参、东洋参。按照加工方法，人参又可以分为生晒参（干参）、红参、糖参。不同生长环境、产地、加工方法都会影响人参的品质与功效。

野山参、林下参、移山参、池底参、趴货、园参，其实说的都是东北的人参，但生长环境不一。野山参，就是野生的人参，目前

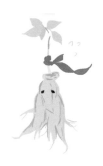

严格意义上的野山参可能已经绝迹，具有温补阳气的作用。林下参，是人为地把园参的种子撒播到自然环境里，任其自然生长，不移栽、不搭棚、不施肥、不打药、不锄草、不动土，10多年后才上山收取的半野生山参。移山参，过去是指放山人（采参人）发现野山参后，因其年龄较小，尚不可采挖，

但因森林环境多变，怕不易再次找到，于是将其挖移在自己可控范围内的森林秘密处，做标记，过 10 多年再来采挖使用；现代还包括将园植的人参幼苗移植到山野林下，不浇水，不施肥，使其在野生环境下自然生长。池底参，是指在老参地或园参采挖后遗漏下来的人参，无人照料，自然生长，品质比园参要高一些。趴货，"趴"原是东北方言，"藏"的意思，过去其实就是指移山参，但现在把各种林下栽参、棚园栽参，统称为趴货。园参，即为人工种植的人参。一般认为野山参性偏温，其他几种参虽也有补气温阳的功效，但功效较弱，甚至不具有温阳而仅具有生津养阴的功效。

高丽参，功效同东北人参，因其产于高丽（今朝鲜半岛）而得名。花旗参，其实是西洋参的别名，产自美国，具有补气养阴、清热生津的功效。现代药理研究发现，西洋参因含有较高的类雌激素样物成分，建议乳腺癌患者不要轻易服用。东洋参，产自日本，现在是指牛蒡根。

从加工方法来讲，生晒参是指人参挖出来后洗净晒干或者烘干者，以便于长期保存，生晒的炮制方式不改变人参本身的功效。红参，是指将人参蒸熟了再晒干，这样的炮制方式会提高温补的功效，故常说红参性温。糖参，是将人参挖孔、浸糖（就是糖腌）后再晒干，这样的炮制方式，偏于滋补，适用于气阴两虚者。又可以将生晒参、糖参统称为白参。

如果乳腺癌患者有神疲乏力、少气懒言、怕冷症状时，可选用有温补功效的人参，如野山参、红参（包括高丽红参）；如患者出现疲乏、口干、手足心热等症状时，可选糖参，或偏于益气养阴的园参中的生晒者。对于乳腺癌患者，不建议服用西洋参。

（吴晶晶）

▶2. 海参是海里的，可以吃吗？

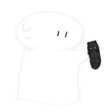

海参又名刺参，是指棘皮动物门海参纲刺参科动物刺参或其他海参的全体。海参属高蛋白质、低脂肪食品，干品中含有蛋白质、脂肪、糖类、硒、钙、磷、铁、维生素等物质。

海参营养丰富，是海中八珍之一，有"海中人参"的美誉。海参味咸，性平，具有益精养血、补虚损、润肠通便的功效。现代研究发现，有降血压、抗动脉硬化、抗冠心病等作用，其防癌抗癌作用也日益引起人们的重视。海参的抗癌作用是因为其含有多种化学成分，如海参多糖、海参皂苷和海参多肽等，对肿瘤细胞有一定的杀伤作用，并能提高机体的免疫活性，达到防癌或抗癌的作用。此外，海参富含硒，每 1 g 海参含硒 0.6 μg，比鸡肉的含量高 11 倍，比鲤鱼高 22 倍。大量研究证实，硒摄取量越低的人群，癌症的发病率越高。据报道，日本居民每日硒的摄取量高达 500 μg，其癌症的发病率很低。

中医学认为，海参是常用的食疗补品，营养价值较高，乳腺癌患者在正常饮食能够得到营养保证的情况下可以间断服用，但不建议大量、长期使用，以免加重胃肠道负担。平时脾弱不运、痰多泻痢者不宜多食海参，以免加重病情。

（王　冰）

▶3. 灵芝孢子粉，我能吃吗？

灵芝孢子粉是灵芝成熟后从菌褶中弹射出来的种子，含有灵芝子实体几乎所有的活性物质，其中多糖、三萜含量明显高于子实体，具有抗肿瘤、抗氧化、增强免疫力等作用。在这些作用的宣传下，不少患者都会心动，但又因为担心可能含有雌激素而驻足。那么，乳腺癌患者到底能不能吃灵芝孢子粉呢？

其实，大家不必谈"雌激素"色变。许多中药都含有植物雌激素，涉及范围远比我们想象得广，如常见的人参、黄芪、枸杞子、薏苡仁、山药等。植物雌激素的结构与雌激素相似，因此可与雌激素受体结合发挥类雌激素或抗雌激素效应，具有双向调节作用，对乳腺癌、前列腺癌、子宫内膜癌、卵巢癌、结肠癌等具有预防和抑制作用。

灵芝孢子粉作为中药饮片尚无国家标准，各地方标准中也表述不一，如2015年版《四川省中药饮片炮制规范》中记载其性平，具有补肾益肺、养心安神、止血化瘀的功效。而2018年版《上海市中药饮片炮制规范》中记载其气微，味淡，具有扶正固本、健脾和胃、补益精气的功效。汤如莹等首次采用中药药性现代研究方法研究灵芝孢子粉的中药药性，结果表明灵芝孢子粉为平性药，具有"双向适用"的药性特征，并且在平性药性范围内具有"偏温"的特性。

目前，灵芝孢子粉用于保健品的加工生产是主流，破壁后活性成分得以有效释放，多糖和三萜含量可作为衡量其质量的标准，但会受到品种、栽培环境、培养方式、采收时间、破壁技术等的影响。灵芝孢子粉的临床研究相对缺乏，有一项临床研究提示灵芝孢子粉可能对接受内分泌治疗的乳腺癌患者的癌症相关疲劳和生活质量有一定的改善作用，且无明显不良反应。

综上所述，灵芝孢子粉作为自然产物，性质平和，较为安全，乳腺癌患者可以服用。中药饮片应在正规渠道购买，保健品须认准"蓝帽子"标记，并注意查看成分表，确认是否含有其他成分。不过，大家不必执着于它的功效而花费大量钱财长期

保健食品

服用，正规的中西医治疗、合理的生活起居和良好的饮食习惯才是疾病治疗不可或缺的手段。

（沈梦菲）

▶ 4. 听说石斛很好的，我的中药里能加点吗？

石斛位具"中华九大仙草之首"，素有"药中黄金"的美称。石斛作为我国传统滋补中药，常与野山参、冬虫夏草等名贵中药同柜出售，价格不菲，成了高档的养生滋补品。现代药理研究发现，铁皮石斛具有一定的增强免疫力、抗肿瘤、抗氧化、降血糖等作用。因此，不少患者来门诊开中药时会要求加点石斛。那么，可以加石斛吗？答案是因人而异。

2020年版《中国药典》收载的石斛类药材有铁皮石斛和石斛（来源为金钗石斛、霍山石斛、鼓槌石斛和流苏石斛）的新鲜或干燥茎。其中，金钗石斛含有的石斛碱较高而石斛多糖含量较低，因此金钗石斛苦而铁皮石斛不苦。鲜石斛经整理、烘焙等工序卷曲成斗形，而斗、斛亦是古代量器及容量单位，故名"枫斗"。早期的"枫斗"源于霍山石斛，后因资源稀少，逐步应用铁皮石斛，其他还有紫皮石斛等。石斛味甘，性微寒，具有益胃生津、滋阴清热的功效。清代王锡鑫的《药性切用》载："鲜者大寒，尤能泄热益阴。"

石斛虽好，但并非所有患者适合。如果患者有烦渴、胃脘灼热、潮热盗汗等阴虚症状，可以服用。反之，体质虚寒或有痰湿者忌服。此外，本品能敛邪助湿，温热病早期、湿温热尚未化燥伤津者忌服。石斛种类繁多，购买时要注意鉴别，谨防以次充好、冒充顶替。如霍山石斛和霍山产铁皮石斛是不同的，价格相差甚多。石斛质量以味道不苦、富含黏性为佳。

（沈梦菲）

▶ 5. 我很虚的，要不要补点冬虫夏草？

中医学认为，"邪之所凑，其气必虚"。许多患者觉得自己患乳腺癌就是因为"虚"，经过手术、化疗等治疗后就更"虚"了，需要补补。冬虫夏草那么贵，进补功效一定很好，要不要吃点？

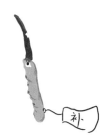

冬虫夏草属名贵药材，为麦角菌科真菌冬虫夏草菌寄生在蝙蝠蛾科昆虫幼虫上的子座和幼虫尸体的干燥复合体，其味甘，性平，具有补肾益肺、止血化痰、止咳平喘的功效。现代药理研究发现，冬虫夏草具有调节免疫、抗氧化、延缓衰老、抗疲劳、抗菌、抗肿瘤、护肝肾等广泛作用。但是其价格昂贵，功效也非不可替代，如补肾益精可用淫羊藿、巴戟天等，补肺平喘可用蛤蚧、胡桃仁等。在服用中药时，医生会根据患者情况选方用药，"虚则补之，实则泻之"。补益时要辨别气血阴阳，分清脏腑病位，兼顾脾胃和邪正关系，合理配伍。

因此，如果没有肾精亏虚、久咳虚喘、劳嗽痰血等症状，服用冬虫夏草的性价比不高，确有需要的可以根据个人经济条件选购。此外，建议大家选择正规渠道购买，以免买到赝品，并且冬虫夏草不宜长期大量服用。

（沈梦菲）

▶ 6. 蜂蜜，蜂王浆不能吃的吧？

蜂蜜、蜂王浆作为常用的天然蜂产品和中国传统中药，一直受到大众的青睐。

蜂蜜是蜜蜂科昆虫中华蜜蜂或意大利蜂所酿的蜜，最主要的成分是糖，占到总量的 80% 以上，再除去百分之十几的水，其他成分不到 1%，这 1% 的成分通常有一些维生素、矿物质、蛋白质、有机酸和花粉等。

蜂王浆又名蜂皇浆，是 5 ～ 15 日龄工蜂舌腺和上颚腺所分泌的乳白色或淡黄色乳状液体，是蜜蜂供给蜂王和 3 日龄内幼虫的食物，含有比较多的雌激素活性的物质，以及其他影响人体雌激素分泌的成分，如脂肪酸。有研究发现，蜂王浆里的一些含量比较高的脂肪酸可以影响雌激素的功能。并且，在临床研究中已经观察到蜂王浆能够改善妇女的更年期症状。

虽然有研究认为蜂王浆与乳腺癌的发生没有相关性，如一项全国 32 个肿瘤登记点女性乳腺癌死亡率报告显示，在我国消费蜂王浆时间最长、数量最多的城市江苏南京，每 10 万人中女性乳腺癌死亡人数为 8.57 人，低于北京的 12.54 人和上海的 17.79 人，认为服用蜂王浆与女性罹患乳腺癌之间没有呈现相关性。但是对于已经患有乳腺癌的患者，不建议服用蜂王浆。我们知道乳腺癌常被称为"粉红杀手"，2020 年全球乳腺癌新发病例高达 226 万例，超过肺癌成为全球第一大癌，约占所有新确诊癌症病例的 11.7%，占女性新确诊癌症人数的 24.5%。同时乳腺癌也是全球女性癌症死亡人数第一的癌症，2020 年全球女性癌症死亡人数 443 万例，乳腺癌以 68 万例排名第一。虽然乳腺癌的发病机制目前还不清楚，但大量的研究都将雌激素与乳腺癌紧密地联系在一起。

虽然，对于女性而言雌激素是不可缺少的重要激素，是促进女性第二性征发育的重要因素。但是雌激素是一把"双刃剑"，当雌激素处于正常水平时可使女性青春靓丽，皮肤细腻柔滑。而体内雌激素的增加又与乳腺癌的发生、发展有着密切的关系。在《细胞化学生物学》上的一项研究表明，部分外源性雌激素可能会干扰乳腺癌内分泌治疗的有效性。外源性雌激素是相对于我们人体自然产生的内源性雌激素来说的，是指来自外界补充的雌激素，主要分为人工合成用药雌激素、工业化学物质、动植物雌激素（含有高雌激素的食物）和真菌性雌激素。即使是非常低剂量的暴露，如典型的饮食暴露，外源性雌激素也能在很大程度使乳腺癌细胞恢复增殖。这就说明了外源性雌激素可能是引起乳腺癌的危险因素之一，因此并不建议乳腺癌患者经常摄入蜂王浆等含有雌激素活性物质的食物。

（王　冰）

▸7. 我很"瘀"的，可以吃三七粉吗?

三七为五加科多年生草本植物三七的干燥根和根茎，具有化瘀止血、活血定痛等功效，还有补虚强壮的作用，民间用治虚损劳伤，常与猪肉炖服。首载于明代李时珍的《本草纲目》，别名有金不换、田参、田七等。

临床上多用三七饮片，根据使用剂量及配伍，煎煮成汤剂饮用。近年来，三七也被打粉后吞服或装胶囊后服用，常被当作活血化瘀的保健品。

那么，乳腺癌患者自觉很"瘀"，可以服用三七粉吗?

自觉的"瘀"不一定真的是"瘀"，不可贸然下药。"瘀"是指血液运行不畅，甚至停滞于经络、脏腑的病理变化，表现出局部肿块、疼痛，皮肤紫暗，唇紫，舌紫暗或有瘀斑，舌下静脉紫黑等，女性可伴有痛经或闭经、月经有血块等。究其原因可能是因气滞而使血行受阻，或因气虚而使血行迟缓，或因痰阻于脉络，阻碍血行，或因寒邪入血，血为寒凝，或因邪热煎熬，血液黏稠等。除了上述原因外，乳腺癌患者化疗期间因化疗药物副反应，往往有比较明显的"瘀"的表现，如舌质瘀暗、指甲发黑，这些症状一般在化疗结束后会逐渐消失。

三七因其活血化瘀的作用，若当作保健品随意使用，可能会与治疗基础疾病的抗凝血药物如法华林、阿司匹林等相冲突。同时，三七除了活血祛瘀外，还有益气的作用，其性偏温，所以不适宜热性体质者服用，也不适于一些有出血性疾病，如痔疮患者服用，女性在经期、妊娠期也不适宜服用三七。

所以，乳腺癌患者若自觉很"瘀"，当首先请求医生帮助，判断是否确实是"瘀"。如果有"瘀"，或可使用三七，但是可能仅用三七还不能解决问题，需要配伍使用其他药物。即便可以使用三七，还需要医生结合基础疾病、正在服用的药物给出剂量建议等，切不可随意自行服用。

（吴晶晶）

▶ 8. 葛根粉，能吃吗？

葛根具有解表退热、透疹、生津止渴、升阳止泻、解酒毒等功效。适用于外感发热头痛，项背强痛，口渴，消渴，麻疹不透，热痢，泄泻，眩晕头痛，中风偏瘫，胸痹心痛，酒毒伤中等症。葛根粉是由野葛、甘葛藤的块根经水磨而澄取的淀粉，与葛根的功效相似，不同之处主要是纤维素的含量，而主要成分如葛根素、葛根皂醇、葛根苷的含量等则相差不大。

现代药理研究发现，葛根有解热、降血糖、降血压、舒张血管、改善微循环障碍、保护缺血心肌、抗心律失常、抗血栓、改善血流流变性及保护神经、保肝活性、抗骨质疏松等作用。现葛根粉经加工而开发出各种食材，如葛根粉丝、葛根粉蛋糕等，其整体是安全的，可放心食用。但是，也不必因其功效而过度食用。

（吴晶晶）

▶ 9. 黄精是"清补"的，我可以吃吗？

黄精是百合科多年生草本滇黄精、黄精或多花黄精的干燥根茎，具有养阴润肺、滋肾益精、补脾益气的功效，适用于肺燥干咳少痰、阴虚劳嗽、久咳、脾胃虚弱、肾虚精亏等。

道家认为久食黄精可以羽化身轻，是修炼时的理想食材。明代著名的散曲家王磐有这样一首描写黄精的诗："神州黄精，济我穷氓，代粮辟谷，且使长生。胡不食之，羽化身轻，受兹饥馁，苦志劳形。"黄精作为药食两用佳品，直至今天，民间仍有黄精清补、多吃无碍的说法。那么，乳腺癌患者可以随意进食黄精吗？

现代药理研究显示，黄精含糖类、皂苷、黄酮类、生物碱、醌类、木脂素、氨基酸等成分。能提高机体免疫功能和促进 DNA、RNA 及蛋白质的合成，促进淋巴细胞转化；能明显改善模型小鼠的学习记忆功能；有增加冠状动脉流量、降压、降血脂、降血糖、抗氧化、延缓及减轻冠状动脉粥样硬化程度的作用；对伤寒杆菌、金黄色葡萄球菌、结核杆菌、耐酸杆菌等有抑制作用。黄精多糖是黄精的有效成分之一，可通过调节免疫抑制荷瘤小鼠肿瘤细胞的恶性增殖。因此，黄精是适合老年人养生保健及肿瘤患者健康状况的绿色食品。但其性质黏腻，易助湿滞气，故凡脾虚湿阳、痰湿壅滞、气滞腹满者慎用。

（吴晶晶）

▶ 10. 湿气重，可以每日吃点米仁吗？

乳腺癌术后的患者，有时会自觉全身沉重、乏力，口中黏腻不适，就诊时经常会问：我是否体内湿气太重？家中的米仁可以每日吃点吗？那什么是湿气？药食同源的米仁又是否能够每日服用呢？

　　湿邪是中医外邪致病因素中的一种，也是中医学对一类病邪的特有描述。中医学认为，湿可以分为内湿和外湿。外湿主要与气候、居住环境有关，而内湿主要与脏腑功能失调有密切的联系，且多数是因脾的功能受损而导致，多数患者感觉到的湿气是指内湿。脾主运化水湿，如果脾由于各种原因导致功能下降，影响运化水湿，会导致患者出现相关的湿邪表现，如出现皮肤油腻、肢体浮肿、周身困重、舌苔厚腻、口中黏腻，以及大便黏滞不爽等症状。这时可采用健脾、利湿的方法来治疗此类湿邪。大家常说的米仁、苡仁、薏米都指的是薏苡仁，是禾本科植物薏苡的干燥成熟种仁，味甘、淡，性凉，归肺、胃、脾经，具有利水渗湿、健脾止泻、除痹清热排脓等功效。从中医学角度看，薏苡仁属于利湿药，也是一种药食同源的食材。它既可以通过健脾的作用，消除体内湿邪产生的根源；又可以通过利湿的作用，促进湿邪排出，从而达到标本兼治的效果。

　　现代药理研究显示，薏苡仁主要含有甘油三油酸酯、薏苡仁酯、α- 单亚麻酯、油酸和亚油酸、薏苡多糖、蛋白质、氨基酸、维生素和无机元素等。有多个临床报道显示，薏苡仁油具有一定的抗肿瘤作用，对乳腺癌肿瘤也有一定的治疗效果。

　　由此可见，对于乳腺癌患者若脾胃功能正常，每日进食一定量的薏苡仁，可以起到健脾化湿的作用。但是薏苡仁本身性偏凉，对于脾胃本就虚寒的患者，尤其是大便稀溏者，应少食。对于习惯性便秘者，不宜食用，以免其利湿作用而加重患者肠燥症状。

（孟　畑）

11. 提不起精神，可以泡黄芪水喝吗？

　　黄芪的药用迄今已有两千多年的历史，其有"补药之长"之说，深得大家的喜爱。临床上有很多乳腺癌患者也会问：平常觉得提不起精神，能不能喝黄芪水？

黄芪始载于我国最早的药物学专著《神农本草经》，列为上品，味甘，性微温，归脾、肺经，具有补气升阳、益卫固表、利尿消肿、托毒排脓、养血生肌的功效。对于气血亏虚的人群来说，用黄芪泡水喝，有补气养血的作用。黄芪能补益脾肺之气，且尤善入脾胃，为补中益气的要药。适用于脾气虚弱之倦怠乏力、食少便溏者。

乳腺癌术后患者有时会有身体乏力、面部暗淡、少气懒言等症状，部分亦因为手术后耗气伤血，或放化疗后损伤脏腑功能造成。黄芪是目前公认的既具有抗肿瘤活性，又具有补气生血功效的良药。主要含有多种黄酮类化合物和三萜类、多糖，还含有生物碱、葡萄糖醛酸和多种微量元素等成分，其中黄芪多糖的抗肿瘤作用与诱发肿瘤细胞凋亡有关。一般来说，乳腺癌患者是可以泡黄芪水饮用的。但是，如果本身就在服用调理身体的中药，多数患者在处方中已经包含这味中药，那么就不需要额外补充了。此外，黄芪属温补药材，如果患者是阴虚火旺的体质，则不适宜服用。

（孟　畑）

▶12. 硒能抗癌吗？吃点什么补硒呢？

乳腺癌患者在经历手术、放化疗、靶向等治疗后，总会对吃什么能继续"抗癌"比较感兴趣。多数患者都希望能够通过日常的饮食调整和营养补充，继续维持身体抗癌的功效。临床上，硒能抗癌的话题经常被患者问及，那么硒真的能抗癌吗？吃什么食物可以合理补充硒？

硒（Se）是一种化学元素，具有促进生长、保护心血管和心肌健康、解除体内重金属的毒性、抗氧化、抗癌以及增强免疫等的作用。硒在动物体内无法合成，但却是动物体必需的营养元素之一。

世界卫生组织要求膳食中硒最低需求量为每日 40 μg，中国营养学会提出膳食硒供给量标准是每日 50 ～ 250 μg。但膳食补充并非越多越好，当摄入量高于每日 400 μg 时可能会导致类金属中毒。

近些年尚未有大型临床数据分析硒元素与乳腺癌相关性的报道，但芬兰 Knekt 等的研究提供了处于最低硒含量女性的乳腺癌发病风险增加的证据。这是因为当时芬兰人硒的摄入量极低，这个观察与可能存在的临界值相符合，硒摄入量低于这一临界值会增加乳腺癌的发病风险。硒元素被认为是一种抗癌保护剂，虽然在乳腺癌的前瞻性研究尚无报道，但是对多种其他癌症的作用已有分析，其抗癌机制可能有以下几种，如硒酶的抗氧化保护、硒代谢产物对肿瘤细胞生长的特异性抑制、硒代谢产物对肿瘤细胞生长的调节等。在大多数流行病学研究中，硒的抗癌活性也得到了证实。

硒作为人体必需的微量元素之一，对维系人体功能正常运行有着一定的作用，但是应该注意，硒虽然重要，但并非补得越多越好。正常的人群，只要平时不挑食、偏食，注意饮食均衡，无需特别补充也可以摄取足量的硒。硒在自然界的存在方式分为无机硒和植物活性硒两种，无机硒一般是指亚硒酸钠和硒酸钠，从金属矿藏的副产品中获得；植物活性硒是硒通过生物转化与氨基酸结合而成，一般以硒代蛋氨酸的形式存在。生活中常见的富含硒元素的食物来源是粮谷、豆类、肉、海产品、蛋和奶制品。既往有研究证明，食用非缺硒地区或富硒地区的粮食或肉蛋的效果显著好于补充无机硒。这是因为在富硒粮食中硒主要以硒代半胱氨酸和硒代蛋氨酸形式存在，在富硒鸡蛋或者富硒动物肉中则主要以硒代半胱氨酸形式存在。而蛋白质在小肠中主要以二肽或者三肽的形式被吸收，所以存在于食物中的"有机硒"比食盐中的"无机硒"能够更好地吸收利用而不会流失。

（孟　畑）

13. 脸色蜡黄，可以吃阿胶吗？

阿胶是我国特有的名贵中药，有"补血圣药"之称，是老百姓心目中的补血佳品。部分乳腺癌患者觉得自己脸色蜡黄，想吃点阿胶改善血色，但是又担心阿胶含有雌激素，因而会咨询医生是否可以吃。

阿胶是马科动物驴的去毛之皮经熬制而成的固体胶，味甘，性平，具有补血滋阴、润燥、止血的功效。阿胶主要含有胶原蛋白及其水解产生的多种氨基酸，并含钙、铁、锌等多种元素，能提高红细胞数和血红蛋白，促进造血功能；亦能改善钙的平衡和抗辐射、抗休克、抗疲劳、提高免疫等。纯正的阿胶不含雌激素，不会对乳腺癌患者产生不良影响，故乳腺癌患者可以服用。但本品黏腻，有碍消化，脾胃虚弱者慎用。

那么脸色蜡黄的患者可以吃阿胶吗？如果脸色蜡黄并非由黄疸、肝损等引起，而是由于血虚造成的萎黄，可以单用黄酒炖服。但是，不推荐市面上加入了糖、芝麻、花生、核桃等食材的阿胶糖，此类阿胶制品中阿胶含量少，而糖分、脂肪含量高，不适宜乳腺癌患者食用。

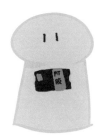

此外，还需查明原因如是否有贫血等，以明确诊断，以防漏诊误诊，不能简单地服用阿胶补补就解决问题了。

（沈梦菲）

▶ 14. 视力模糊，能泡点枸杞茶喝吗？

"保温杯里泡枸杞"是一句当下流行的歌词，也体现出现代人对枸杞养生保健的关注度。那么乳腺癌患者可以泡枸杞茶喝吗？

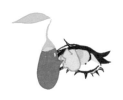

枸杞子在《神农本草经》中被列为上品，属于滋补药材的一类，也是日常养生保健最常提到的药材之一。《本草纲目》记载："久服坚筋骨，轻身不老，而耐寒暑。"正是枸杞子有"轻身不老"的作用，人们把枸杞子与人参、何首乌并列为延年益寿"三宝"。中医学认为，肝开窍于目，肝经连目系，肝肾、精血同源。而枸杞子味甘，性平，归肝、肾经，其味甘而能补，性平无偏向，可以平补肝肾，起到益精明目的功效。现代药理研究显示，枸杞子含甜菜碱、枸杞多糖、β- 胡萝卜素、维生素、游离氨基酸和多种微量元素等成分。枸杞子的提取物如枸杞多糖、叶黄素、玉米黄素等对视网膜具有保护作用。

枸杞子是药食两用之品，代茶饮可以改善轻度的目糊不适。除此之外，如果乳腺癌患者平素稍有贫血且伴有头晕眼花、腰膝酸软、失眠耳鸣等不适时亦可以选取枸杞子泡茶饮用，以取其补肝肾、益精血之功。但脾虚便溏者不宜用，若患者有糖尿病病史也应该谨慎使用。

（孟　畑）

▶15. 化疗期间为了升白细胞，可以吃黄鳝、甲鱼、泥鳅吗？

乳腺癌化疗的血液学毒性即骨髓抑制现象在临床上最为常见，因为化疗药物在杀伤或杀灭癌细胞的同时，也会导致正常造血细胞的受损。骨髓抑制以骨髓中生长最活跃的白细胞下降最迅速、程度最明显，其次是血小板、红细胞。纠正白细胞减少主要依靠"升白针""升白药"的应用。短效升白针能迅速提升白细胞，但不良反应也较为明显，如肌肉酸痛、骨痛、腰痛，甚至发热、皮疹等，严重影响患者的生活质量和治疗依从性。那么，食补有没有可能提升白细胞呢？黄鳝、甲鱼、泥鳅等是否可以在化疗期间食用呢？

首先需要强调的是，通过饮食是无法直接起到升白细胞作用的，不能替代"升白针""升白药"。但是化疗期间注意饮食调配、保证充足的营养，可以提高机体抵抗力，为白细胞的恢复提供物质基础。换言之，如果机体的造血原料匮乏，即使打了"升白针"，效果也不会很好，不良反应也会更明显。

其次，化疗期间，即便是乳腺癌患者也不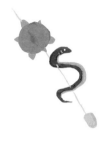需要绝对忌口。可食用蛋白质含量高、富含维生素、低脂肪、易消化的食物，少食多餐、不过饱或过饿。黄鳝、甲鱼、泥鳅等营养价值丰富，蛋白质含量较高，脂肪较低，还含有多种维生素和微量元素，可以在化疗期间适当食用。但化疗期间患者往往胃肠功能虚弱，容易消化不良，加之个体对食物的消化和吸收能力不同，建议根据自身体质和口味，谨慎进食。要加强营养、提高机体免疫力，海参、香菇、大枣、牛尾，以及药食同源的黄芪、黄精、枸杞子，效果也不错。应注意食材多样、营养均衡，在清淡易消化的前提下，换着花样吃，不必执着于吃黄鳝、甲鱼、泥鳅等来进补。

（周　悦）

▶16. 无花果真的能抗癌吗

民间流传着无花果有"抗癌明星""抗癌第一果"的美誉，不少患者因此食用大量的无花果，那么无花果到底有没有抗癌作用呢？

无花果原产于阿拉伯南部，从汉代开始引入我国。无花果不

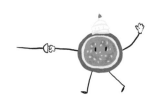

仅营养丰富，而且有很高的药用价值。中医学认为，无花果性平，味甘、酸，归肺、脾、大肠经，具有清热解毒、润肠通便的功效。其根、茎、叶、果、乳汁均可纳入传统药源，如《本草纲目》记载无花果根清热解毒、活血化瘀，可治疗因肺热而导致的咳嗽、咽痛；无花果叶具有清除体内湿热、消退肿胀、缓解疼痛的功效；无花果果实味香浓厚，甘甜润喉。

无花果主要化学成分有多糖、香豆素、挥发油等。无花果多糖是无花果叶和果实中的活性成分，具有抗肿瘤、降血脂、降血糖、增加免疫力、抗菌消炎等作用。

虽然无花果的叶和果实有一定的抗癌作用，但要达到抗癌的浓度，则需要很大的摄入量，而无花果含糖量很高，所以不建议大量服用。此外，对于脾胃虚寒的患者，如胃脘畏寒、神疲乏力、大便黏腻等情况则不适宜食用无花果。

（孙子月）

▶17. "一鸽胜九鸡"，能经常喝点鸽子汤吗？

鸽子，又名白凤、飞奴、鹁鸽等，为鸽属鸠鸽科孵卵纲脊椎动物，可供观赏、比赛、食用。鸽子的营养价值极高，被认为是滋养佳品，深受老百姓喜欢。民间也有俗话说"一鸽胜九鸡"，意思是1只鸽子的营养价值胜过9只鸡，形容鸽子的营养丰富。中国是养鸽古国，至少在汉代时，鸽肉已经成为一道美味佳肴。据《周礼·天官·疱人》记载："疱人掌共六畜、六兽、六禽。"其中，"六禽"包括雁、鹑、鷃、雉、鸠、鸽。那么，乳腺癌患者可以经常吃鸽子、喝鸽子汤吗？

鸽子的营养价值主要依据鸽肉肌肉中的粗蛋白、粗脂肪、脂肪酸和微量元素的含量。鸽肉是高蛋白质、低脂肪的肉食产品，其蛋白质和矿物质、维生素含量居多种肉食品之首，是理想的食品。

《本草纲目》曰："鸽性淫而易合，故名。"从相关记载并结合鸽子生活习性可以看出，鸽子的繁殖周期是 40～45 日，其繁殖力很强，性欲极强，交配很频密，生长迅速。这皆与雏鸽独特的喂养方式有关。雏鸽在到达成年体重的前 28 天都靠亲鸽的鸽乳喂养。而鸽乳是一种由催乳素刺激形成的全浆分泌物。因此，乳腺癌患者不建议食用鸽子。

中医学认为，鸽肉具有补肾壮阳、益气补血、清热解毒、生津止渴等功效，但性偏温热，并不适合所有健康人吃。阴虚火旺、心肝火旺、容易上火等患者，不推荐食用鸽肉。对于一些患有高尿酸血症、高脂血症的患者，也不推荐喝鸽子汤等肉汤。

（郭彦茹）

▶18. 燕窝、雪蛤、紫河车都不能吃的吧？

许多肿瘤患者会选择服用燕窝、雪蛤、紫河车等来补充蛋白质，提高免疫力。那么这些食物究竟适不适合乳腺癌患者呢？

燕窝是雨燕科的部分雨燕和金丝燕属的几种金丝燕分泌的唾液及其绒羽混合黏结所筑成的巢穴。其中含有丰富的糖类、有机酸、游离氨基酸以及特征物质——唾液酸。唾液酸又称燕窝酸，是燕窝主要的生物活性成分，也是燕窝中最有价值的成分之一。在医学上，唾液酸又称 N- 乙酰基神经氨酸，在人体中通常以低聚糖、糖脂或者糖蛋白的形式存在，在大脑发育和免疫体系的完善中发挥非常重要的作用。在动物实验中，唾液酸的确具有一定的抗炎、调节免疫等作用，不过实验剂量远远大于吃燕窝的量，因此这些作用在人身上未必能复制出来。此外，有研究发现恶性肿瘤患者血清中唾液酸的含量也比较高，且与肿瘤转移有一定关联。因此，不建议乳腺癌患者服用大量燕窝来补充营养。

雪蛤，又称蛤士蟆油、雪蛤膏，是中国林蛙或黑龙江林蛙雌性的卵巢与输卵管外附的脂肪干品。也是中国历史悠久的名贵药材之一，具有丰富的药用价值，明清时期被列为宫廷贡品，素有"软黄金""动物人参"的美誉。《中药大辞典》记载：雪蛤性味咸平，具有补肾益精、润肺养阴的功效，治病后虚弱、肺痨、咳嗽吐血、盗汗。现代研究显示，雪蛤含有大量的蛋白质、矿物质、氨基酸、不饱和脂肪酸、多种维生素和生理活性物质（尤以雌二醇、T4、人绒毛膜促性腺激素含量较多），适合作为日常滋补养生食材。但一些动物实验研究表明，雪蛤具有一定的外源雌激素作用，可提升小鼠血清中的雌二醇、睾酮、泌乳素水平，乳腺癌患者（特别是激素受体阳性患者）应避免服用。

紫河车出自唐代陈藏器的《本草拾遗》，源自健康产妇的干燥胎盘，其味甘、咸，性温，归肺、肝、肾经，具有补肾益精、补气养血的功效；主虚劳羸瘦、虚喘劳嗽、气虚无力、血虚面黄、阳痿遗精、不孕少乳等。现代研究显示，胎盘中除了含有蛋白质、糖、钙、维生素、免疫因子外，还含有一定的类固醇激素、促性腺激素、催乳素、雌二醇、雌三醇、促肾上腺皮质激素等成分，能促进乳腺、子宫、阴道、睾丸、甲状腺的发育。这些激素类成分可能影响性激素依赖型肿瘤的治疗。因此非治疗必需，乳腺癌患者（特别是激素受体阳性患者）应避免使用紫河车或处方含有紫河车成分的药品。

燕窝、雪蛤、紫河车等保健品虽然具有一定的营养价值，但其利弊尚未有完全的定论，故不建议乳腺癌患者服用。

（刘珂欣）

▶ 19. 辛辣刺激的食物是不是一点都不能碰了？

民间确实经常把辛辣刺激食物当作是疾病发生或发展的罪魁祸首，好像不管生了什么病，都觉得需要调整饮食，这调整方案里大多数会包括"忌辛辣刺激饮食"。对于乳腺癌患者，"忌辛辣刺激饮食"真的是金科玉律吗？湖南、贵州等地那些自小吃辣椒的患者，难道得了乳腺癌就与辣椒说再见？

以"辛辣刺激"的主要"代表"辣椒为例，现代研究认为，辣椒的有效成分辣椒碱、辣椒素等则有抗乳腺癌细胞增殖、逆转化疗耐药等有益的作用。所以，辣椒不应该是乳腺癌患者的饮食禁忌。当然，如果不爱吃辣，也不能因为这样的研究报道，就要强求自己习惯辣椒。毕竟，辣椒和辣椒碱、辣椒素有别，研究报道中的辣椒碱、辣椒素的抗乳腺癌剂量，如果换算成辣椒的重量是惊人的。当然，很多时候要求患者把辛辣刺激当作饮食禁忌，是因为辣椒性热，吃了以后容易发生口腔溃疡、胃痛、大便干结等热象，会影响服用中药的疗效。

因此，对于乳腺癌患者，辣椒不应该是饮食禁忌，爱吃辣椒且吃了没有胃肠不适、口腔溃疡等反应时，可以按照自己的喜好，适量进食，特别是无辣不欢的患者在化疗期间，不应该因为禁忌辣椒而使得胃口差、吃不进，从而影响白细胞生成甚至影响化疗的如期进行。对于正在服用中药等药物的患者，是否需要禁忌则当咨询相关医生。

（吴晶晶）

▶ 20. 医生让清淡饮食，我就只能吃素吗？

在临床上，医生通常会建议患者清淡饮食，但这绝不意味着只吃素。那么，为什么不能只吃素呢？清淡饮食究竟是什么意思呢？

长期素食的人，如果膳食组成不合理，很容易导致人体中某些营养物质的缺乏，如蛋白质、脂肪、必需氨基酸、微量元素、维生素 B_{12} 等营养素。而这些营养素的缺乏，会导致人体抵抗力下降，诱发其他疾病。循证医学证据表明，乳腺癌患者营养状态与疾病治疗效果、复发风险、死亡风险及生活质量等密切相关。营养不足和营养过剩都可引起身体损伤、生活质量下降、治疗相关不良反应增加等不良后果。

清淡饮食不等同于吃素，而是要求食物多样，合理搭配，培养少盐、少油、少糖、少辣、低胆固醇的饮食习惯。并选择合适的烹饪方式，以蒸、煮、凉拌、炖、熬等代替炸、炒、煎、熏等方式，这样不仅可以做到清淡饮食，还能最大限度地保留食物所含的营养。

（郭彦茹）

▶ 21. 一直吃五红汤，怎么还有贫血呢?

五红汤又称五红补气养血汤，是民间常用的补血食疗方，由滋补肝肾、益精明目的枸杞子，健脾益胃、补气养血的红枣，清热解毒、利尿消肿、通气除烦的红豆，润肺和胃的花生，以及益气补血、健脾暖胃、缓中止痛、活血化瘀的红糖配伍而成。不少乳腺癌患者会吃五红汤来预防或治疗贫血。

临床研究表明，对乳腺癌化疗后并发骨髓抑制的患者予以五红汤口服，疗效确切，可有效改善患者的骨髓抑制症状。但也有不少患者反馈获效欠佳，这是为什么呢？

贫血的原因有很多，但不外乎消耗太多或生产的量不足。消耗太多主要是失血，如痔疮出血、消化道溃疡出血、女性月经量过多等，此时纠正贫血的着手点当为止血，如果不止血，进补再多也好比给有洞的水桶加水，是加不满的。如果是生产的量不足，还需分析是因为造血原料不足，还是因为"造血设备"的损坏，如果是因为造血干细胞分化异常、慢性萎缩性胃炎、咽喉疾病影响进食等造血活动所需"设备"异常，那么即便一直吃五红汤也不大可能有满意疗效。

乳腺癌患者，在纠正失血、咽喉疾病等基础上，确可通过进食五红汤来辅助纠正贫血、白细胞偏低等，特别是化疗后出现乏力、水肿、舌质偏淡、胃口差等症状的患者，但是需强调的是五红汤只能起到辅助作用，不能代替药物的治疗作用。

（吴晶晶）

▶ 22. 怎么吃有利于补钙呢？

乳腺癌内分泌治疗（特别是口服芳香化酶抑制剂）会导致或加重骨质疏松。都说防治骨质疏松需要补钙，但是怎么补才合理呢？

钙剂是骨健康基本补充剂。参考 2022 版《原发性骨质疏松诊疗指南》，中国中青年人群推荐每日钙摄入量为 800 mg（元素钙），50 岁以上中老年人群推荐每日钙摄入量为 1 000 ～ 1 200 mg，建议"尽可能通过饮食摄入充足的钙"。

（1）哪些食物中含钙量高，乳腺癌患者应该如何选择呢？

众所周知，奶制品（牛奶、酸奶等）含钙量高，易吸收。每100 ml 牛奶约含钙 100 mg。牛奶中含有乳酸，与钙结合后变成乳酸钙，还有多种氨基酸、矿物质和维生素，有利于肠道吸收。虽然牛奶营养好，但饮用需适量，对于乳腺癌患者，建议饮用低脂奶，"牛奶能喝，但不能当水喝"。一盒 250 ml 的纯牛奶或鲜牛奶，就可以补充 250 mg 的钙啦。

豆制品是高蛋白质、高钙食品。乳腺癌患者不需要"远离"豆制品。但是，不建议乳腺癌患者食用大豆异黄酮提取物或相关保健品。

鸡蛋、坚果中钙含量也较高。但对于乳腺癌术后患者，内分泌治疗可能导致脂代谢异常，因此不要过量食用蛋黄和坚果等脂肪含量较高的食物。

深绿叶蔬菜在补钙效果上并不逊色，蔬菜中还含有有助于钙吸收的矿物质和维生素 K。其他如金针菇、萝卜、香菇、木耳、苋菜等含钙量也较高。

（2）如果饮食摄入钙不足，乳腺癌患者可以吃"钙片"吗？

大多数人有难以改变的饮食结构和习惯，如有些不喜欢牛奶或对奶制品过敏、有些老年人尿酸偏高不宜摄入豆制品等。当饮食中钙摄入量不足时，可以通过吃"钙片"来补钙。膳食营养调查显示，我国居民每日膳食约摄入元素钙 400 mg，故尚需补充元素钙 500 ～ 600 mg。此外，充足的维生素 D 可以增强肠道钙吸收、促进骨骼矿化、保持肌力、改善平衡，降低跌倒风险。

钙剂的选择需考虑钙元素含量、安全性和有效性，切勿大量服用"钙片"。最常见的"钙片"——碳酸钙的钙含量高、吸收率高，易溶于胃酸，但容易出现上腹部不适、便秘等不良反应。枸橼酸钙的钙含量稍低，但水溶性好，胃肠道不良反应小，肾结石发生率低。需要提醒的是，补钙要适量，超大剂量补钙可能增加肾结石和心血管疾病的风险；对于存在维生素 D 缺乏的人群，应检测血清 25-羟维生素 D ［25（OH）维生素 D］水平以指导补充量，不建议单次口服超大剂量维生素 D 进行补充。购买、服用钙剂和维生素 D 时需要看清钙含量和其他补充成分，最好是咨询专科医生。

（3）关于补钙的常见误区

喝骨头汤补钙：骨头汤之所以看起来浓稠，不是因为营养物质多么丰富，而是骨髓中的脂肪被煮到汤中，脂肪乳化了，汤自然就看起来稠、闻起来香了。实际上汤中钙含量是很少的，每 100 ml 骨头汤里只含 10 mg 钙，比豆浆还少一半。骨头汤喝多了容易得高血脂，对于乳腺癌患者尤其不利。况且，喝汤喝饱了，哪有"余力"补充其他食物呀？

吃虾皮补钙：虾皮含钙量高，但含钠量也高。因此，不推荐多食用虾皮以达到补钙目的。补充过度会导致高血压等疾病。而肾脏在排泄钠离子的同时也会排泄一部分钙，虾皮补钙的效果也会打折扣。

（周　悦）

▶23. 经常口腔溃疡，喝菊花茶有效吗？

口腔溃疡是日常生活中常见的疾病，很多人都经历过，这是一种难以忍受的口腔疾病，溃疡长期不能愈合或反复发作会影响日常进食，让人心情烦躁。人们一般都认为口腔溃疡是上火的表现，泡点清热泻火的菊花茶就能治疗，这实际上并不完全正确。口腔溃疡只是一种临床表现，导致口腔溃疡的不止"上火"这一种原因。大家口中的"上火"多指来自心火、脾胃之火，是实火，最为常见。除此之外，还有阴虚火旺所致的虚火和上寒下热、寒热错杂所致的口腔溃疡。

药用菊花是菊科多年生草本植物菊的干燥头状花序，在中国作为药材和食材至少已经有两千多年的历史，药食兼用。《中国药典》2020 版第一部按药材产地和加工方法不同，分为亳菊、滁菊、贡菊、杭菊、怀菊 5 个品种。菊花味辛、甘、苦，性微寒，归肺、肝

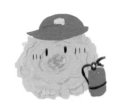

经，具有疏散风热、平肝明目、清热解毒的功效，主要治疗风热感冒、头痛眩晕、目赤肿痛、眼目昏花、疮痈肿毒等症。现代药理学研究表明，菊花的主要成分为挥发油、菊苷、黄酮类及氨基酸、维生素、微量元素等，具有抗菌、抗病毒、抗炎、降低血压、预防高血脂、延缓衰老等多种作用。菊花中具有抗菌消炎作用的化合物主要是挥发油及一些微量元素。

饮用菊花茶在我国历史悠久，可以清暑生津、祛风、润喉，适用于头昏脑涨、目赤肿痛、肝火旺盛以及高血压人群，适合在夏天和秋天燥热时饮用。对于因过多食用辛辣刺激食物或时常焦虑紧张，造成胃热心火上炎导致的口腔溃疡者，适量喝一些菊花茶是有一定疗效的。而对于阴虚内热导致的，反复、长期无法愈合的口腔溃疡，喝菊花茶的效果就不明显了，不可以作为治疗方法长期饮用。尤其需要注意的是，菊花偏寒，如果身体比较虚、胃寒的患者还是少喝为好，以免出现腹泻等症状。所以说，喝菊花茶治疗口腔溃疡，只适合部分对症人群，治疗口腔溃疡还需要在医生诊断下对症治疗。

（胡升芳）

▶ 24. 粗粮有利健康，那主食我就吃粗粮吗？

当今社会，越来越多人意识到吃粗粮有益健康。在许多地区，吃粗粮甚至已经成为一种养生时尚。有的患者就会问："医生，粗粮有利健康，那主食我就吃粗粮吗？"的确，食用粗粮有益我们的身体健康，但是过犹不及，粗细粮搭配、均衡膳食才是长久的养生之道。

粗粮中含有丰富的膳食纤维、B族维生素、矿物质和抗氧化物质，特别是其中含有的不可溶性纤维素，有利于保障消化系统的正常运转。它与可溶性纤维素协同工作，降低血液中的低密度脂蛋白、胆固醇和三酰甘油的浓度，增加食物在胃里的停留时间，延缓饭后葡萄糖吸收的速度，从而降低患高血压、糖尿病、肥胖症和心脑血管疾病的风险。研究表明，膳食纤维有助于抵抗胃癌、肠癌、乳腺癌、溃疡性肠炎等多种疾病，适量食用粗粮的确在一定程度上有利于女性的身体健康。

然而，完全用粗粮替代细粮作为主食并不可取。首先，粗粮中含有丰富的膳食纤维，适量摄入膳食纤维有利健康，但是如果长期摄入大量膳食纤维，会使人体的蛋白质补充受阻、脂肪利用率降低，钙、铁、维生素等营养物质流失，造成骨骼、心脏、血液等脏器功能的损害，降低人体的免疫能力。其次，一些粗粮（如荞麦、燕麦、玉米）中的植酸含量较高，过多的植酸摄入会妨碍钙、铁、锌、磷等矿物质的吸收，进而影响肠道内矿物质的代谢平衡。最后，过多食用粗粮还容易导致腹胀，影响食欲，极端情况下部分人会出现肠道阻塞、脱水等症状。特别是对于胃肠功能较差的人群，粗粮食用过多会明显延缓胃排空，可能导致食物积存，消化吸收功能减弱，长此以往会导致营养不良。

所以，我们在选择主食时，建议每餐全谷物的摄入占主食的1/3 ～ 1/2，粗细搭配，这样在有效补充膳食纤维、B族维生素、矿物质的同时，还能够兼顾口感和均衡营养，易于长期坚持，有利健康。

（谭旻劼）

▶ 25. 需要额外补充维生素吗？

经常会有乳腺癌患者掏出一瓶维生素咨询医生是否可以食用，

市面上的维生素品种繁多，产地广泛，确实不容易选择。维生素是人体必需的六大类营养素之一，所需量虽很微小，却必不可少，是机体维持正常代谢和功能所必需的一类低分子有机化合物，大多数维生素需要从膳食中摄取，机体不能合成，这也是品种繁多的维生素被作为保健品的原因之一。

目前市售主要有维生素 A、维生素 C、维生素 D、维生素 E、维生素 B_1、维生素 B_2、维生素 B_6、维生素 B_9、维生素 B_{12} 等，其中对乳腺癌肿瘤本身代谢影响研究较多的是维生素 D。有研究显示，血中 25（OH）维生素 D 浓度每增加 10 ng/ml，可降低 12% 的病死率及 16% 的全死因病死率；25（OH）维生素 D 的水平与乳腺癌的发生风险呈负相关，在绝经期女性中更加显著。从乳腺癌患者是否需要补充的角度来探讨的，仍是维生素 D，但研究对象集中在芳香化酶抑制剂治疗的患者。

正常饮食的人群基本不会缺乏维生素，虽然维生素副作用较少，但大量积累可能干扰其他药物发挥正常作用或出现不良反应，所以，并不推荐乳腺癌患者常规补充维生素。对于维生素 D，可通过检测血清中维生素 D 的含量并咨询医师后再决定是否予以补充。

（吴晶晶）

▶ 26. 听说大豆有雌激素，豆制品、豆浆能吃吗？

临诊时，常常有乳腺癌术后的患者会问："医生，豆制品我能吃吗？豆浆能喝吗？"

其实，乳腺癌患者是可以吃豆制品、喝豆浆的，所谓"豆制品致乳腺癌"的说法是没有根据的。临床多个研究证实，大豆食品可降低乳腺癌的死亡和复发风险。一项纳入 5 042 例女性乳腺癌患者的队列研究，中位随访时间为 3.9 年，发现增加大豆蛋白或大豆异黄酮的摄入量均可降低乳腺癌的复发率和死亡率。大豆蛋白摄入量最高的 1/4 人群与大豆蛋白摄入量最低的 1/4 人群的 5 年死亡率分别为 9.2% 和 13.1%；5 年复发率分别为 8.9% 和 13.0%。这项研究发现，大豆食品的摄入是安全的，但当大豆蛋白的摄入量超过每日 11 g 时，对降低死亡率和复发率没有额外的益处。一项对 9 514 例乳腺癌患者中位随访时间为 7.4 年的研究发现，较高水平的大豆摄入可使乳腺癌复发风险降低 25%。根据中国居民平衡膳食宝塔建议，健康人群大豆和坚果类每日摄入量为 25 ～ 35 g，相当于大豆蛋白摄入量为每日 8.75 ～ 12.25 g。此大豆蛋白的日含量相当于豆腐 132 ～ 185 g 和普通豆浆 300 ～ 400 ml 中含有的大豆蛋白量。可以看出这个平均日剂量也并不大，是个低剂量。所以在临诊时，我们经常会嘱托患者："可以吃，不禁忌，但是不要每次吃很多即可。"

其实，大豆中含有的主要成分是大豆异黄酮，它属于一种纯天然的植物雌激素。一方面有较弱的雌激素功能，另一方面也可阻止人体内过多的雌激素发挥作用，起到一定的双向调节的作用。很多人将植物雌激素与人体内的雌激素混为一谈，实际上植物雌激素只是与人体雌激素结构相似，在体内可以与人体内的雌激素受体 α 或雌激素受体 β 相结合，产生与雌激素类似的作用，大豆中所含的异黄酮可以通过反式作用优先结合雌激素受体 β，使雌激素受体的结构发生改变，发挥选择性雌激素受体调节剂的作用。此外，大豆中的植物雌激素不仅非常少，而且植物雌激素的生物活性只有药物雌激素的千分之一，所以并不会造成体内雌激素过多。

（孟　畑）

▶ 27. 听说牛奶激素含量高，牛奶和奶制品能吃吗？

对于奶制品，经常可以听到患者问："医生，我牛奶能不能喝？

酸奶能不能吃？"不少患者认为牛奶及奶制品与乳腺癌的发生或者复发存在一定联系，那么牛奶到底能不能喝呢？

许多流行病学研究分析了奶制品摄入量与乳腺风险之间的联系。一项包含 52 795 名北美女性的队列研究结果显示，较高的奶制品热量和牛奶摄入量与较高的乳腺癌风险比相关，全脂牛奶和低脂牛奶产生相似的结果，但没有发现与奶酪和酸奶有重要关联。一项针对饮食脂肪与乳腺癌风险的 Meta 分析显示，牛奶和奶酪对乳腺癌的相关风险是增加的。但是，也有一些研究的结果是相反的，一项包含了 36 个病例对照研究和 10 个队列研究的 Meta 分析显示牛奶与乳腺癌之间并没有重大关联。一项针对牛奶和酸奶的 Meta 分析显示，不论是脱脂牛奶、低脂牛奶还是全脂牛奶或酸奶的摄入，都不增加乳腺癌的患病风险。值得注意的是，在此次 Meta 分析中，所有纳入的 8 项研究，牛奶及奶制品的每日最高摄入量都没有超过 250 g，也就是最多一天一杯的量。

在中国抗癌协会 2022 版《乳腺癌诊治指南与规范》中，对于乳腺癌患者生活方式的管理方面只提到减少高脂奶制品的摄入，并没有对其他奶及奶制品有明确限定。在日常生活中，常见的高脂奶制品有黄油（脂肪含量约在 80% 以上）、奶酪（脂肪含量近 50%）、奶油（脂肪含量约 30%）等。摄入大量膳食脂肪容易导致催乳激素增加，改变肠道菌群，促进脂溶性有害物质在体内蓄积，增加了乳腺癌的患病风险。以黄油为例，其中总饱和脂肪酸占总脂肪的 70.6%，总不饱和脂肪酸占总脂肪的 29.4%。如果长期高频率食用高脂奶制品（如西式糕点等），那么很有可能导致肥胖症，而肥胖

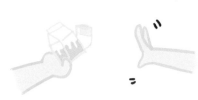

是早期乳腺癌的不良预后因素之一。多项研究证实，高 BMI 是影响绝经后乳腺癌患者复发的一个独立危险因素。

肥胖症或超重的绝经后妇女患乳腺癌的风险也会显著增加。

随着生活水平的提高，人们对牛奶及奶制品的需求量也不断增加，出于对奶牛的生长、生产和疾病预防的需要，各类抗生素和激素药物的使用量也不断增加。人工合成的雌激素，因能够促进奶牛生长发育、增加体重、促使其发情和泌乳，通常以饲料添加剂或皮下植入等方式进入动物体内。虽然说牛奶中含有雌、孕激素，但含量极低。所以，通过牛奶摄入的微量雌、孕激素对人体产生影响的可能性不高。自 1993 年美国食品和药物管理局（FDA）批准了对奶牛使用生长激素之后，胰岛素样生长因子 –1（IGF–1）备受关注和争议。IGF–1 在牛初乳中含量最高，而在一般牛奶中的含量约为 4 ng/ml。假如一天食用 250 ml 牛奶，可摄入 1 000 ng 的 IGF–1。那么，即使 IGF–1 全部被吸收入血，也仅为每日自身产生的所有 IGF–1 总量的 0.01%。这些量对血浆中 IGF–1 水平的变化可以忽略不计。

因此，在每日食用不超过 250 ml 牛奶的前提下，所摄入的微量雌、孕激素和 IGF–1 对于人体产生影响的可能性不高。仅牛奶而言，乳腺癌患者可以适量饮用，但对于黄油、奶酪、奶油之类的高脂奶制品则不建议食用。

（赵晓怡）

▸28. "山药有雌激素"，我能吃吗？

山药也称薯蓣，味甘，性平，归脾、肺、肾经。具有补脾肺肾气、益脾肺肾阳的功效，入药首见于《神农本草经》，被列为上品。

直至今天，山药仍是用于治疗脾虚食少、便溏和肺虚喘咳、肾虚遗精等的药食两用佳品。乳腺癌患者因经历手术、放化疗、靶向等治疗后脾胃虚弱，胃口差、倦怠乏力、大便稀溏等症状很常见，因而山药也就常在组方中出现，但因为也有报道山药有植物雌激素，那么乳腺癌患者还能使用吗？特别是雌、孕激素受体阳性的乳腺癌患者，更是疑惑不定。

山药确有植物雌激素作用。植物雌激素多为黄酮类、皂苷类等，关于植物雌激素在乳腺中的作用，虽有纷争，但更多的研究认为黄酮类、皂苷类植物雌激素对乳腺癌具有抑制作用。

也有研究认为，山药的植物雌激素作用物质基础可能是腺苷和熊果苷。腺苷是一种遍布人体细胞的内源性核苷，正常情况下与乳腺癌不存在利弊关系，但在特定条件下经甲基化修饰后对乳腺癌细胞有增殖促进作用。而熊果苷对 MDA-MB-231、MCF-7 乳腺癌细胞株均有细胞毒性，可诱导乳腺癌细胞凋亡。

因此，可得出结论，日常饮食或组方中含有山药，对于患者是安全的。

（吴晶晶）

▶ 29. 鱼油降脂，我能吃吗？

鱼油是从多脂鱼类中提取的油脂，富含二十碳五烯酸和二十二碳六烯酸等多系多不饱和脂肪酸。不饱和脂肪酸可降低胆固醇和三酰甘油，提升高密度脂蛋白的水平，对血管有保护作用，故鱼油相关产品也是常见的保健品之一。

乳腺癌患者可能合并脂代谢异常或心脑血管疾病，所以也常会被推荐食用鱼油，那么食用鱼油对于乳腺癌患者是否安全呢？

张乾勇等将鱼油联合肿瘤坏死因子 α 应用于乳腺癌裸鼠移植瘤模型，发现鱼油在体内能诱导外源性跨膜型肿瘤坏死因子 α（tmTNFα）在移植瘤组织中高效表达，tmTNFα 在肿瘤组织局部浓度升高而增强其抗癌作用，从而抑制移植瘤的生长。李巍等人的研究发现，ω-3 鱼油可改善表柔比星化疗所导致的心肌损伤。由此可见，食用鱼油或可抑制乳腺癌生长，对于患者是安全的。

（吴晶晶）

▶ 30. 得了乳腺癌，鸡是肯定不能吃的吧？

鸡肉是老百姓餐桌上的常客，但"得了乳腺癌不能吃鸡"，几乎是乳腺癌患者的"共识"，很多医生也会告诉患者："鸡不要吃！"那么，乳腺癌患者到底能不能吃鸡呢？

从中医典籍记载来看，虽然不同品种的鸡肉在性味、功效上稍有差异，但大多具有补虚温中的功效，在食用禁忌上也提到不宜与獭肉、犬肝肾共食，乌鸡肉合鲤鱼共食可生痈疽等。清代王士雄的《随息居饮食谱》中有多食鸡肉可生热动风的说法。从文献检索的结果来看，并没有食用鸡肉与乳腺癌相关的研究报道。但目前有对鸡肉含性激素、抗生素等诸多传言，使很多患者会质疑食用鸡肉的安全性。

白羽鸡很短的生长周期是大家质疑饲料里可能添加违禁品的疑惑之一，但事实上 42 日即可出栏是优化选种和饲养技术进步的结果。在早期的文献中我们不难看到，国内外都曾经使用雌激素促使蛋鸡的卵泡成熟、诱发排卵来提高产蛋量。但我国，早在 2002 年农业部就发文将性激素类，如己烯雌酚及其盐、酯及制剂和具有雌激素样作用的物质，包括玉米赤霉醇、去甲雄三烯醇酮、醋酸甲孕酮、醋酸盐及制剂列入禁用清单；2020 年再次修订清单，将类固醇激素，包括醋酸美仑孕酮、甲基睾丸酮、群勃龙（去甲雄三烯醇酮）、玉米赤霉醇，以及己二烯雌酚、己烯雌酚、己烷雌酚及其盐、酯列入禁用清单。农业部办公厅关于 2017 年下半年全国饲料质量安全监测结果的通报显示，从 2 041 个饲料生产、经营单位和养殖场户抽检各类饲料 2 244 批次，未检测出克仑特罗、莱克多巴胺、沙丁胺醇、苏丹红、呋喃唑酮、地西泮、己烯雌酚、氯霉素等禁用物质。应该说，从外源性性激素添加的角度来看，鸡肉的食用目前并无隐患。但是，也有文献报道，蛋鸡在产蛋高峰期的雌二醇含量极显著高于育成期。2023年的一项研究对我国东北地区、华北地区、西北地区、华东地区、东南地区和西南地区具有代表性的城市哈尔滨、北京、西安、上海、广州和成都的鸡肉进行了雌激素含量检测与雌激素效应评估。结果发现植物雌激素在鸡饲料和鸡肉中检出率为69%和84%；天然雌激素在鸡饲料和鸡肉中检出率为53%和50%。检测及评估结果显示，绝大部分鸡肉可以安全食用，但鸡肉中含有的己烯雌酚、17α-乙炔雌二醇以及香芹酚所具有的雌激素效应，值得引起重视。

所以，对于乳腺癌患者来说，鸡肉可以适量吃，但不建议经常吃、过量吃。

（叶媚娜）

▶31. 乳腺癌患者能不能吃鸡蛋？

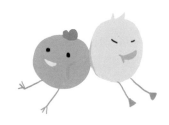

乳腺癌患者可以适量食用鸡蛋。鸡蛋营养价值丰富，适量吃一些对身体恢复有一定好处。

首先，鸡蛋的蛋白质是天然食物中最理想的优质蛋白质，而蛋白质对增强患者的抗病力有很大帮助。鸡蛋所含蛋白质的氨基酸组成与人体蛋白质的氨基酸模式最接近，摄入人体后利用率可以高达99.6%。

其次，鸡蛋的蛋黄中含有胆固醇、磷脂酰胆碱、氨基酸、叶黄素和钙、铁、维生素D等多种成分。虽然有研究者认为胆固醇与乳腺癌的发生相关，但人体的胆固醇70%来自肝脏自身合成，食物中摄入的胆固醇不到自身合成胆固醇的1/3，而机体对胆固醇有一定的调控机制，外源性胆固醇摄入过多时，体内合成的胆固醇就会相应减少，使机体胆固醇整体处于稳定状态。而蛋黄内富含的卵磷脂、维生素、钙、铁等营养元素有利于营养均衡。因此，合理食用鸡蛋是安全的。

虽然鸡蛋的营养价值比较丰富，但是患者在吃的时候还需注意适量，不可以吃得太多，以免加重胃肠负担。根据中国居民平衡膳食宝塔建议，一个成年人一般建议每日吃 1 个鸡蛋（1 只鸡蛋剥皮后约 42 g）。而肿瘤患者原则上应该增加蛋白质摄入量，但不应过量，因此推荐患者每周 5 ～ 7 个鸡蛋。烹饪方法上，从健康和营养的角度来说，更建议全熟的水煮蛋。卤蛋、茶叶蛋等由于腌制时间太久可导致部分营养流失；而溏心蛋，由于煮的时间不够，不能确保大部分的细菌被消灭，因此也是不提倡长期使用。

（王　冰）

▶ 32. 食用鸭蛋来替代鸡蛋可取吗？

从营养成分来看，鸡蛋和鸭蛋在营养上区别不大，蛋白质和钙、铁、锌、硒等矿物质的含量差距都很小，如 100 g 白壳鸡蛋与 100 g 鸭蛋的蛋白质含量只差了 0.2 g。两者的维生素含量也基本差不多，只有鸡蛋中的维生素 D 和鸭蛋中的维生素 B_{12} 会较高一些。而从脂肪和胆固醇来说，100 g 鸡蛋中的脂肪含量比鸭蛋低 4 g 左右。但鸭蛋的胆固醇含量比鸡蛋低，卵磷脂含量比鸡蛋高，卵磷脂可以起到抵消食物中摄入的胆固醇所引起的血清胆固醇升高的作用。因此，从这一角度来看，鸭蛋可能更适合乳腺癌患者。但根据《本草纲目》记载，鸡蛋性甘、平，无毒；鸭蛋性甘、咸、微寒，无毒。可见鸭蛋性寒，因此对于脾胃虚寒的乳腺癌患者不建议长期服用鸭蛋。

（王　冰）

▶ **33. 很喜欢大闸蟹，得了乳腺癌，还能吃吗？**

大闸蟹学名中华绒螯蟹，是河蟹的一种，在我国北起辽河、南至珠江这一漫长的海岸线上均有广泛的分布，其中长江水系产量最大、口感鲜美。一般来说，百姓约定俗成地将长江水系的中华绒螯蟹称为"大闸蟹"，又以长江下游的太湖、高邮湖、阳澄湖出产的大闸蟹为上品。

大闸蟹被认为是发物，故乳腺癌患者也常会咨询她们是否仍可食用。其实中医典籍里并没有明确的发物的概念，一般理解是能够助邪生病的食物，如助力火邪、风邪、痰邪的食物，有点类似现代医学过敏原的概念。所以，对于个体而言，确有不宜的食物，但往往因人而异，并不是这个食物就不适合所有生病的人，大闸蟹就是如此。

大闸蟹味咸，性寒，归肝、胃经，具有清热、散瘀、消肿解毒的功效，可用于湿热黄疸、产后瘀滞腹痛、筋骨损伤、痈肿疔毒、漆疮、烫伤等病证，脾胃虚寒者慎服。

也就是说，大闸蟹确实有不宜食用的人群，主要是脾胃虚寒者。乳腺癌患者是一个大的群体，各人体质类型不一，如果是脾胃虚寒者，建议尽量少吃大闸蟹。脾胃虚寒的人主要表现为平素进食喜热，腹部受凉或进食生冷、寒性食物后会疼痛，而疼痛得暖或进热食后可得到缓解。如果乳腺癌患者确有脾胃虚寒，而又馋大闸蟹的鲜美怎么办？那么就建议尽量少吃，吃的时候搭配生姜等性温的食物以缓和其寒性。此外，大闸蟹的蟹黄因公母有所不同，其中共有的"软黄"部分就是河蟹的肝胰腺。在性成熟之前是河蟹体内最大的功能器官，储存有大量脂肪。而母蟹独有的煮熟后呈橘红色的"硬黄"是母蟹的卵巢，里面包含大量未完全发育的蟹卵，公蟹独有的白色的蟹膏则是公蟹的副性腺及其分泌物，因此，从其成分来讲，一般不推荐乳腺癌患者食用蟹黄、蟹膏。

在门诊经常有患者问："医生，我能不能吃海鲜？"人们传统的观念里认为海鲜属于发物，不利于疾病康复，那么患了乳腺癌之后到底能不能吃海鲜呢？海鱼、海虾和河里鱼、虾的营养价值是否有差别，食用海鲜需要注意什么，海鲜应如何烹饪？

（1）海鲜与河鲜的营养价值

从营养学角度看海鲜和河鲜差别不大，两者均属于优质蛋白质。海鲜除了富含优质蛋白质外，还含有丰富的矿物质和微量元素、多种脂溶性维生素和抗氧化物。如海鲜中含有大量的微量元素硒，硒是谷胱甘肽过氧化物酶的活化剂，海蟹中硒的含量是牛肉的数十倍，是河虾的 2 倍多。此外，像海虾、牡蛎、蛤蜊、贻贝这样的小海鲜被称为"海底牛奶"，如每 100 g 牛奶中含有约 100 mg 的钙，而 100 g 海虾中含钙量为 220 mg，100 g 蛤蜊肉中含钙量为 145 mg。且海鲜中锌的含量也高于普通牛羊肉 10 倍至 20 倍之多。深海鱼的不饱和脂肪酸含量更高，在调节血脂、防治动脉粥样硬化上作用更显著。就矿物质而言，铁、锰的含量在河鲜中更高，锌、硒含量在海鲜类食品中更多一些。此外，海产品中重金属污染如总汞、砷含量显著高于淡水产品，但淡水鱼由于人工养殖会存在抗生素和激素残留。

（2）食用海鲜需要注意什么？

之所以会出现乳腺癌患者是否可以吃海鲜的争论，是因为民间认为海鲜属于发物，易诱发某些疾病或加重疾病，一般发物主要包括肉类的虾、螃蟹、羊肉、狗肉、猪头肉、鹅肉等，以及蔬菜中的韭菜、茴香、竹笋、茄子等。海鲜中组氨酸含量较高，比河鲜更易引起过敏反应。因此本身对海产品过敏的人群不可食用，对海产品不过敏的人群可放心食用。然而乳腺癌患者在化疗及靶向治疗期间，如出现腹泻、皮疹等症状时不宜食用海产品，可能会加重症状。海水鱼的碘含量高于河鱼，存在甲状腺功能异常的患者应限制食用。海鲜不宜与水果和啤酒同食。因为海鲜含有大量的蛋白质和钙类，水果含有大量的果酸和鞣酸，两者同食容易在体内产生结石。海鲜与啤酒皆含大量的嘌呤，会引起尿酸增高，诱发痛风。因此，高尿酸血症的患者不宜食用海鲜。

（3）海鲜应如何烹饪？

　　副溶血性弧菌主要寄生于海产品上，包括多种海洋鱼类、虾、蟹、贝类等，这种细菌可以在抹布和砧板上面存活 1 个月以上。因此烹饪时应注意避免与即食食品放置在一起，盛装的容器、加工的砧板、刀具也应该分开。处理水产品前和处理结束后都要洗手，处理水产品后的容器、砧板和刀具要及时清洗，清洗过程要防止外溅。副溶血性弧菌不耐热，因此一定要烧熟煮透，尽量不生食或半生食海产品。中医学认为，海鲜有"水寒湿重"的特性，属于生冷肥腻的食物，容易助湿生痰。因此，寒性体质及痰湿较重的患者不宜多食，食用时可以佐以姜丝或紫苏叶。此外，一些小海鲜富含谷氨酸、丙氨酸和天冬氨酸等呈鲜味氨基酸，这些食物在烹制时不用放味精、鸡精等调味品，以免画蛇添足。

　　综上所述，海鲜和河鲜均属于优质蛋白质，一般可交替食用。过敏体质和患有甲状腺功能异常及高尿酸血症的患者不宜多食用海产品。

（孙子月）

▶35. 没有鳞的鱼很"发"，所以不能吃？

有鳞还是无鳞是鱼类长期适应自然环境的结果。无鳞鱼是指天生无鳞或鱼鳞很小的鱼种，并不是单指一点鱼鳞都没有的鱼。常见的海水无鳞鱼有海鳗、海鳝、带鱼、金枪鱼等，淡水无鳞鱼有泥鳅、黄鳝、鲇鱼等。与有鳞鱼相比，无鳞鱼性偏温，易产热，生病的人吃了，会加重现有疾病或诱发原有疾病，还易引起过敏。因此，热性体质如平时容易上火、口干、口疮、大便干燥的人应该少吃，否则会引发或加重这些症状。

我们在日常生活中最常见的无鳞鱼是黄鳝，这也是经常被患者问到能否食用的食物。那么黄鳝到底适不适合乳腺癌患者服用呢？

黄鳝味鲜肉美，刺少肉厚，不仅是席上佳肴，而且具有极高的药用价值。民间素有"夏吃一条鳝，冬吃一枝参""夏令之补黄鳝为首"的说法。我国历代本草中都有对黄鳝药用价值的记载，其味甘，性温，归肝、脾、肾经，具有补虚损、除风湿、通经脉、强筋骨的功效。现代研究表明，黄鳝富含蛋白质、脂肪和钙、磷、铁等微量元素以及多种维生素，还含有多种不饱和脂肪酸、卵磷脂和鳝鱼素等，有非常高的营养价值。常食黄鳝可增强记忆力，改善视力，调节血糖，还可以改善恶性肿瘤患者化疗后白细胞降低的症状。但中医学认为，乳腺癌患者经手术治疗、放化疗及内分泌治疗后，易耗气伤阴，致气阴两亏，出现燥热汗出、盗汗、口干口渴、便干等阴虚内热的症状，在日常饮食上不建议过多食用性偏温的食物，故乳腺癌患者食用黄鳝要适量。

还需要注意的是，无鳞鱼含有相对较高的胆固醇，合并有冠状动脉粥样硬化性心脏病、动脉粥样硬化、高脂血症等疾病的乳腺癌患者应慎吃、少吃。

（刘珂欣）

▶ 36. 牛肉、羊肉、鹅肉能吃吗?

牛羊肉、鹅肉作为日常生活中较为常见的肉类,是不少人所喜爱的美食。从营养学角度来看,这些都是非常优质的肉类食物,更是富含人体所需氨基酸的优质高蛋白质食物。然而对于乳腺癌患者,会有人提出食用牛羊肉此类"红肉",是否会对身体健康产生影响;还有人提出大家口中常将牛羊肉、鹅肉称为发物,食用这些肉类是否会导致自身疾病的复发或加重呢?

牛羊肉作为被人们熟知的"红肉",含有很高的饱和脂肪。一项关于 1990 ~ 2019 年中国女性乳腺癌疾病负担及危险因素的研究指出,中国女性乳腺癌预后相关的危险因素有 7 个,其中有一项是高红肉饮食,普遍认为其原因可能是由于红肉中富含血红素铁。但也有研究证实,摄入红肉中的血红素铁并不会增加乳腺癌的风险。此外,大家还会担心饲养过程中动物体内注射的残留性激素会进入人体,引起乳腺癌病情的进展。事实上,我国对食品中药物残留量的监控是有严格标准的,其中雌激素就属于"可用于正常治疗使用但不得在食品中被检出"的一类兽药。随着现代检测技术的发展,对于食品激素残留的检出也越来越精确可靠,一项针对实际在售牛肉样品的检测分析中发现,70 例样品中仅有 7 例可检测出雌二醇,且含量仅为 0.26 ~ 2.51 μg/kg,而雌二醇用于治疗雌激素不足的推荐剂量为每日 1 mg,相当于每日要吃 400 kg 的牛肉,才会勉强达到治疗剂量。因此以正常成年人的红肉摄入量来计算,不慎摄入的残留激素根本不足以对人体产生作用。

通常医生也不会建议患者完全不吃红肉,红肉中富含矿物质尤其是铁元素,以及丰富的蛋白质、维生素 B_{12}、硫胺素、核黄素和磷等,按照正常量摄入红肉能帮助人体补充必需的营养元素,对人体是有益的。对于乳腺癌患者,可以将红肉的摄入量控制在每周

300～500 g 熟肉，并且尽量不要食用加工肉制品。

　　从中医理论来看，牛肉，味甘，性平，归脾、胃经，能补脾胃，益气血，强筋骨；羊肉，味甘，性温，归脾、肾经，能益气补虚，温中暖下；鹅肉，味甘，性平，归脾、肺经，能益气补虚，和胃止渴，治虚羸，消渴，但湿热内蕴者勿食。可以发现，这三种食物依据中医的性味、归经都偏向于味甘、性平或温。有研究者统计，发物确实以味甘、性温的组合最多，味甘、性温，都属阳，都向上，符合中医理论中"发"的特点。但也并非所有乳腺癌患者都要对所谓的"发物"避而远之。中医强调辨证论治，一种食物对于某些患者属于发物，但对另一类患者可能具有辅助治疗作用。根据各家中医名医总结，乳腺癌患者多见的证型有肝郁痰凝、冲任失调、肝肾阴虚等，此类患者并不适合过于温补的食物；但也不乏患者属气血两虚或脾肾阳虚型，则可适量服用牛、羊、鹅肉等，还能起到辅佐补益的功效。

　　总之，不论是基于"红肉"还是"发物"的原因，牛、羊、鹅肉此类食物对于乳腺癌患者确实不建议大量食用。但也不必绝对忌口，更加不用谈之色变，避而远之。除了本就对此类食物过敏的患者外，可以根据就诊时医生的建议，适当地进食，以起到维持营养均衡、提高免疫力的作用。

（范奕伟）

▸37. 咸菜、腊肉能不能吃？

　　腌腊制品是中国人与"时间"共同谋划的美食。对于很多家庭而言，每日早餐喝上一碗粥，同时再搭配一点咸菜，在满足口腹之欲的同时更是一种惬意的享受；过年走亲戚，张罗团圆饭，腊味更是必不可少的传统美食。因此，经常会有好此味的患者提问："医生，咸菜、腊肉能不能吃？"

首先，咸菜、腊肉属于高盐食品，一般咸菜的含盐量达10%～14%，而制作1 kg腊肉通常需要食盐50 g，根据中国居民膳食指南建议，每人每日食盐摄入量不宜超过5 g，这就意味着食用一小碟咸菜、几片腊肉，就会导致我们全天的食盐摄入量超标。而长期超量摄入食盐，容易引发或加重高血压、冠心病等心脑血管疾，并增加罹患胃部疾病、肾脏疾病的风险。

其次，咸菜、腊肉中的亚硝酸盐含量也应引起重视。硝酸盐普遍存在于鱼、肉、蔬菜等食物中，其本身没有毒性，但是在腌制过程中，硝酸盐在硝酸还原酶的作用下，会转变为亚硝酸盐；同时，亚硝酸盐又被作为发色剂添加在部分腌腊制品中，因此，腌腊制品中普遍存在亚硝酸盐。对于少量的亚硝酸盐摄入，人体能够动员自身的"解毒系统"将其代谢；但若是长期超量摄入含亚硝酸盐制品，则容易引起头晕、恶心、呕吐、全身无力，严重者甚至可能出现呼吸衰竭等症状。此外，长期过多摄入亚硝酸盐，会增加罹患胃癌、食管癌等恶性疾病的风险。因此，食用腌腊制品必须注意限量。

针对膳食因素与乳腺癌的发病关系，有研究表明，采用以蔬菜、水果、大豆制品、低脂乳品、禽类、鱼类为主的膳食模式可以降低乳腺癌发病的危险，而采用以精制谷类、肉类、咸菜为主的膳食模式会增加女性患乳腺癌的危险性。因此，咸菜、腊肉虽然风味独特，但是长期食用会对身体健康造成一定程度的影响，还是少量食用为宜。

（谭旻劼）

▶38. 乳腺癌患者治疗期间能不能吃西柚？

西柚中含有呋喃香豆素，能够不可逆地抑制肝脏中的细胞色素

P450（CYP450）酶的活性，而细胞色素 P450 酶属于含血红素的单加氧酶超家族，在解毒、药物代谢、碳源的同化和次级代谢产物的形成中发挥重要作用，可催化多种不同的化学反应，如羟基化、环氧化、脱烷基等，能够在温和的条件下选择性氧化不活泼的碳氢键，因此被认为是重要的生物催化剂，所以西柚被认为可能会影响药物代谢，也包括石榴、杨桃、柑橘等水果。

乳腺癌治疗药物中，紫杉醇、多西他赛、来曲唑、依维莫司等药物都由细胞色素 P450 酶介导代谢的，所以很多患者不敢吃西柚等水果。我们的建议是，如果正在使用紫杉或多西他赛化疗，暂时不要食用；而对于使用来曲唑内分泌治疗或者依维莫司靶向治疗的乳腺癌患者，不需要绝对禁止，避开服药时间，可以少量食用。

（吴晶晶）

▶ 39. 得了乳腺癌，红酒能喝吗？

对于白酒大家都很清楚，属于忌口名单。但是对于红酒，流传的说法就很多种了，有推荐的，有反对的，各有理由。一直以来，人们都认为红酒中的某些物质可能对人体有好处，如白藜芦醇、原花青素、单宁等物质可以降低某些疾病的患病风险；尤其是对心脏和延缓衰老有益，还有助眠功效，那么乳腺癌患者建议喝红酒吗？

答案是不建议喝红酒。不论红酒还是白酒，酒精都是其主要成分之一，已经有大量临床数据证实饮酒会增加乳腺癌的发生风险。一项 2015 年发表的来自欧洲 10 个国家的调查研究显示，每日增加 10 g 酒精（10 g 酒精为 200 ～ 300 ml 啤酒、100 ～ 200 ml 红酒或黄酒、20 ～ 30 ml 白酒）的摄入，会增加 4.2% 的乳腺癌发病率。一项关于酒精摄入与乳腺癌的研究，共纳入来自 53 个流行病学研究的 58 515 例浸润性乳腺癌患者和 95 067 例对照，发现每日酒精摄入量为 35 ～ 44 g 的女性与不饮酒的女性相比，乳腺癌的发生风险增加 32%；如果每日酒精摄入量 ≥ 45 g，与不饮酒的女性相比，饮酒女性乳腺癌发生风险增加 46%。酒精摄入量每日增加 10 g，乳腺癌发生的相对风险增加 7.1%。一项中位随访时间为 10 年的前瞻性研究发现，与不饮酒女性相比，每日摄入酒精 ≥ 30 g 的女性患乳腺癌风险增加 32%，而患浸润性乳腺癌风险增加 43%。另一项前瞻性队列研究，对 105 986 例女性进行长达近 30 年的随访，其中 7 698 例女性被确诊为浸润性乳腺癌，研究发现平均每日酒精摄入量为 5.0 ～ 9.9 g，乳腺癌的发生风险增加 15%。因此，酒精会增大乳腺癌的患病风险，尤其是在绝经后患乳腺癌风险增加更多。对于乳腺癌患者而言，虽然红酒有一定的保健功效，但也不适宜饮用。

（孟　畑）

▶ 40. 喜欢吃甜品，得了乳腺癌就不能吃了吗？

甜品是当下许多人都喜爱的食物，其种类繁多、味道丰富，甚至有着多吃甜品能让人开心的说法。但是，对于乳腺癌患者就要注意其中所潜藏的风险了。

现在的甜品为了吸引大众的口味，往往会加入大量的糖、奶油、黄油等，小小一份甜品中的糖、脂肪含量就远超人体的一日所需，而长期食用高糖、高脂饮食极易引起糖、脂代谢异常，大大增加了血糖波动和罹患脂肪肝的风险。

有研究指出，糖、脂代谢异常与恶性肿瘤发生、发展的关系密切。在人体内，高血糖状态会使肿瘤细胞即使在快速代谢中也依旧可以稳定转录，抑制了肿瘤细胞的凋亡；同时高血糖也能增强细胞的侵袭与转移能力，促进肿瘤细胞转移。此外，在乳腺癌的治疗过程中，部分抗肿瘤药物本身会影响患者的糖、脂代谢。胡文杰等人研究发现，采用抗肿瘤药物化疗后会造成血糖升高；丁芳等人研究发现，浸润性乳腺癌患者术后经过化疗可使其空腹血糖及三酰甘油升高。也就是说，经乳腺癌术后常规治疗的患者已存在代谢异常的风险，那就更应该注意相关的饮食摄入。

因此，建议患者应当尽量减少对高糖、高脂肪类甜品的摄入，以营养均衡的健康饮食为主。若已有糖、脂代谢异常的乳腺癌患者，更应积极控制饮食，并定期检查血糖、血脂，维持稳定的健康状态。

（范奕伟）

▶ 41. 得了乳腺癌，要戒咖啡吗？

咖啡，已逐渐成为很多人提神醒脑的必备饮品。有很多研究表明，咖啡能降低肝癌、乳腺癌、子宫内膜癌等癌症的患癌风险。但是已确诊乳腺癌的患者，咖啡到底能不能喝呢？

咖啡中所含的化学成分主要包括生物碱（主要为咖啡因、可可碱等）、酚酸类、黄酮类、萜类、甾醇脂类和挥发性成分等，具有胰岛素增敏、改善糖代谢、抗糖尿病和肝保护的作用。《中华本草》记载，咖啡味微苦、涩，性平；具有醒神、利尿、健胃的功效，主治精神倦怠、食欲不振等。

根据目前已有的临床研究可以看出，喝咖啡可以降低绝经后女性乳腺癌的发病率。一项纳入 13 项前瞻性队列研究的 Meta 分析发现，咖啡摄入量与绝经后乳腺癌发生风险降低有显著相关性。另一项瑞典的多中心前瞻性临床试验，纳入 42 099 例 30 ～ 49 岁健康女性，随访过程中共确诊 1 565 例乳腺癌，发现每日饮用 400 ml 咖啡（含约 103 mg 咖啡因）可降低乳腺癌的发生率。因此，从医学角度来讲，喝咖啡有一定的降低患乳腺癌风险的作用。但这些研究中所列的咖啡是纯咖啡,不是加糖加奶的咖啡饮品。当下市场上很多速溶咖啡或者咖啡味饮料,都会加了白砂糖、植脂末等,这样的咖啡并不健康,也不推荐乳腺癌患者饮用。

咖啡中的咖啡因是一种黄嘌呤生物碱化合物,也是一种中枢神经兴奋剂。部分乳腺癌术后的患者常常伴有失眠或者睡眠不佳的状况,因此也并不建议乳腺癌患者进食较多的咖啡,尤其不建议在晚上喝咖啡。较多的咖啡因容易影响睡眠,不利于患者的恢复。

(孟　畑)

▶ 42. 中药应该怎么煎?

中医治疗能否达到预期的效果,除了医师的用药之外,中药的煎煮与服用方法也至关重要。

煎药前一般先用冷水浸泡药材,加水量应为饮片吸水量、煎煮过程中蒸发量及煎煮后所需药液量的总和。花、叶、茎类中药浸泡20～30分钟,根及根茎类、种子及果实类中药浸泡60分钟。若药物不经浸泡,直接加热会妨碍有效成分的溶出,影响疗效。此外,不建议冲洗中药,这样会减弱或改变汤剂的原有药效。

煎药时最好选择砂锅或搪瓷锅,不宜使用不锈钢锅、铝锅或铁锅。一方面锅中的金属成分在加热条件下会与药材中的生物碱、鞣质发生化学反应,另一方面中药中具有治疗作用的生物碱因得不到鞣酸而不能溶于水,进而减低药效。煎药用水以洁净的冷水,如凉开水、井水、蒸馏水为宜。不能用金属离子含量较高的矿泉水,因个别金属离子可以与中药中的生物碱、苷类、鞣酸发生化学反应。中药材质的不同,其吸水量有显著差别,煎煮花、叶、全草及质地轻的药物,用水量应稍增多;煎煮矿物、贝壳及其他坚实的药物,用水量应稍减少。

中药汤剂一般每日 1 剂，煎煮 2 次，先以武火煎沸药物，然后用文火慢煎。煎药时间长短依据药剂类型而定，一般来讲，头煎从沸腾开始计算时间需 20 ～ 25 分钟，二煎 15 ～ 20 分钟。将两煎药汁混合后，分早晚两次饭后 15 ～ 30 分钟服用，每次 200 ml 左右。儿童和服药有限制的患者应尽量浓缩，少量多次服用。

特殊煎药时间：①解表药、清热药、芳香药这类药物多辛散轻扬，含挥发油成分，不可久煎，一般沸后 3 ～ 5 分钟停火，焖 5 ～ 10 分钟后过滤服用，以免有效成分挥发而降低疗效。常见药物有薄荷、藿香、豆蔻、砂仁、玫瑰花、钩藤等。②滋补药沸后慢煎 40 ～ 60 分钟。③补益药及矿石类、贝壳类、根类、种子类等药物滋腻、质重、不易煎出有效成分，宜稍延长浸泡及煎煮时间，这样煎出的药汁浓稠，药力持久。

特殊煎煮方式：①先煎，即先放入药锅内煮 30 分钟，再放入其他药一起煎煮。如毒性药（如乌头类、生半夏）或骨角类、矿物类、贝壳类等难溶性药物。②后下，即在其他药煎煮结束前 5 ～ 10 分钟时才将其放入锅内。芳香性的挥发药如苏叶、砂仁、豆蔻、薄荷等药含有挥发油成分，有效成分不耐久煎的药物如大黄、钩藤、番泻叶等，煎煮时间过长会使其药性容易挥发或被破坏。③烊化，单独加温溶化或隔水炖使之烊化。阿胶、鹿角胶、龟甲胶等中药含有胶质，黏性大，煎煮时容易粘锅或煎焦而导致药物的性能被破坏。④冲服，用温好的中药汤剂和药粉调和一起喝下。适用于有效成分无法溶解于水中的药材如琥珀、朱砂，或名贵药材如珍珠、人参、鹿茸、三七、麝香，或散剂如三七粉、川贝粉等。

常见煎药误区：①一次久煎，一次久煎不能代替两次分煎。单纯延长煎煮时间可能会破坏某些成分，并且饮片内有效成分将不再继续溶出，导致无效煎药。②一剂药煎煮 3 次及以上，相对于一煎、二煎 70% ～ 80% 的煎出率，三煎、四煎仅占 20%，不仅费时费力，而且效果也大打折扣。③两次煎煮间隔时间较长，湿药渣置于锅中存放，长时间潮湿条件可能引起饮片变质，且每次煎取液有效成分含量不同。而混匀后放置取上清液再分次服用，有利于药液浓度的均匀及服用效果的稳定。

（屠思远）

▶43. 中药那么苦，可否加点甜？

老百姓常说"良药苦口利于病"，但喝过中药的患者都有体会，中药的口味很多都不太友好。中药那么苦，有些患者会选择加蜂蜜或者糖等改善口味，其实，吃中药不宜随意加糖，这是因为糖会抑制某些药物的功效，干扰矿物质和维生素在人体内的吸收；糖会结合蛋白质、鞣酸等成分而导致中药的有效成分难以被吸收；糖也可以分解药物中的成分，如马钱子。这样不但会影响药效，而且还可能危害健康。此外，有些中药汤剂就是借助其苦味或其他异味的刺激来治疗疾病的。而一些患者如糖尿病、高血脂和使用激素的及湿热证等本身不适宜吃糖。

其实，糖本身也是一味中药，在组方配伍里加糖，不是为了调味，而是为了功效配伍，如白糖性凉，可以清热；红糖性暖，可以祛寒，需根据患者的情况辨证加减配伍。

虽然不能加糖，但我们也有一些小妙招可以减轻苦味。①改变药液温度：舌头对 37℃ 以上的温度更为敏感，因此，中药汤液的温度可以控制在 15 ～ 37℃，这样既可以较快饮用完毕，又可以减轻药的苦味。②改变服药方式：人的苦味感受器主要集中在舌头的前半部，以舌尖最为突出。因此，药液入口后，最好迅速含贮于舌根部，自然咽下，也可用汤匙或吸管直接将药液送至舌根顺势咽下。此外，药液在口中停留的时间越长，感觉味道越苦，因此，尽量快速喝完中药也可以减轻苦味。③服药后的"补救"：服药后喝适量温开水，既有利于胃肠道对药液吸收，又可在一定程度上缓解药液的苦味。

（屠思远）

▶44. 服中药，还能吃萝卜吗？

很多患者拿到中药处方后会问上一句，"医生，服中药的时候能吃萝卜吗？"尤其是在老年人的心中，对吃萝卜会影响中药疗效的说法，顾忌多多。那吃中药到底能不能同时吃萝卜？

这里说的萝卜多指白萝卜，有"小人参"之称，也有"冬吃萝卜夏吃姜，不要医生开药方""萝卜上市、医生没事"等民间谚语。萝卜在《本草纲目》中称莱菔，称为"蔬中最有利者"。中医学认为，萝卜性凉、味辛、甘，归肺、胃经，能消积滞、化痰热、下气、宽中、解毒，治食积胀满、痰嗽失音、肺痨咯血、呕吐反酸等。如果用以减肥、解酒、通便，生吃更好。胃肠虚弱的人，则主张煮熟吃，可以理气助运。

其实服中药忌萝卜，这是不对的，需要根据患者的具体情况决定。如果患者是因为积食特别是米面类食物积食引起，医生的处方中会加入健胃消食的中药，日常可以吃些萝卜辅助消食，适当喝一点萝卜汤，不但不会影响中药疗效，反而有利于药物吸收，特别是对调理脾胃的中药更可提高疗效；又如秋冬季节患者常常发生咳嗽咳痰，也可以在服用中药期间吃些萝卜作为食疗用。但是因为萝卜偏凉，脾

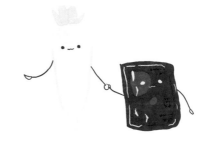

胃虚弱的人最好不要吃；中药中如果有补气的人参、党参等中药，也不要吃萝卜。还有一些食物不宜与萝卜同食，如不宜与酸性水果同吃。如果同时食用大量的橘子、葡萄等酸性水果，水果中的类黄酮物质在肠道经细菌分解后，转化为抑制甲状腺作用的硫氰酸，硫氰酸是一种抗甲状腺的物质，进而诱发甲状腺肿大。还有白萝卜、胡萝卜不要一起食用。白萝卜、胡萝卜这两种食物对人体都有很多好处，但一起食用时胡萝卜可破坏白萝卜中的维生素 C。因为白萝卜中维生素 C 的含量很高，而胡萝卜含有维生素 C 的分解酶，可降低白萝卜营养价值。

（胡升芳）

▶ 45. 服中药，还能喝茶吗？

门诊中经常会有患者问道："我是一个茶叶爱好者，现在服中药还可以喝茶吗？"茶文化在中国传统文化中历史悠久，服用中药期间，茶叶能喝吗？又有哪些注意事项？

茶叶的种类分为绿茶、黄茶、乌龙茶、红茶、黑茶、白茶等多种。中医学认为，茶叶能生津止渴、清利头目、提神醒脑。现代研究发现，茶叶能降低心脑血管发病及死亡风险，降低胆固醇和血压、提高免疫力、抗压力和抗焦虑、减肥瘦身等，但是并没有实验表明其具有解除药性的作用。就以最常见的绿茶来说，其是未发酵的茶叶，保留了新鲜茶叶的天然营养素，主要包含茶多酚、咖啡碱和游离氨基酸等，具有特殊的延缓衰老、抗癌、杀菌、消炎等作用。通常情况下，服中药治疗疾病期间是可以喝茶的。但也有一些注意事项，首先是建议喝清淡一点的茶水，要避免喝浓茶。浓茶具有较强的刺激性，且茶叶中含有较高含量的鞣质，尤其是未经发酵的绿茶，如果服中药的同时喝浓茶，可能与药物中的蛋白质、生物碱或重金属盐等起化学反应，生成不溶性的沉淀物，影响人体对药物有效成分的吸收，降低中药的药效。因此，服用中药期间可以适量饮用淡茶，但是茶水应该与中药分开一段时间饮用，至少间隔 2～3 个小时再喝。

此外，茶叶有不同的性味。一般来说，未经发酵的绿茶、生普洱偏寒，轻度发酵的乌龙茶偏凉，发酵的红茶、黑茶偏温。饮用时可根据自己的体质选择合适的茶叶。

（孟　畑）

参考文献

[1] 樊航,曹颖莉,王国英,等.西洋参对去势雌性豚鼠的抗骨质疏松作用研究[J].河南大学学报(自然科学版),2021,51(4):449-454.

[2] 杨林彤,黄栋,周建华,等.海参营养价值与主要功效成分的研究进展[J].食品科技,2022,47(2):168-172.

[3] 刘旭朝,孙稚颖,周凤琴.海参的化学成分及药理作用研究进展[J].辽宁中医药大学学报,2016,18(4):64-68.

[4] 包县峰,徐勇,刘维明,等.灵芝孢子粉生物活性成分及药理作用[J].食品工业科技,2020,41(6):325-331.

[5] 李钦艳,钟莹莹,李忠,等.不同生长阶段灵芝子实体和孢子粉活性成分分析[J].中国农学通报,2021,37(1):49-54.

[6] 汤如莹,张建军,赵子楠,等.灵芝孢子粉性平偏温的中药药性研究[J].中华中医药杂志,2020,35(3):1181-1186.

[7] 林志彬.灵芝的现代研究[M].北京:中国协和医科大学联合出版社,1996.

[8] 李钦艳,钟莹莹,李忠,等.不同生长阶段灵芝子实体和孢子粉活性成分分析[J].中国农学通报,2021,37(1):49-54.

[9] Zhao H, Zhang Q, Zhao L, et al. Spore Powder of Ganoderma lucidum Improves Cancer-Related Fatigue in Breast Cancer Patients Undergoing Endocrine Therapy: A Pilot Clinical Trial[J]. Evid Based Complement Alternat Med,2012,1: 1-8.

[10] 柴金珍,黄娟萍,刘静,等.不同石斛的药理作用研究现状[J].中成药,2013,35(12):2725-2730.

[11] 韩日畴,吴华,陶海平,等.中国冬虫夏草研发70年[J].应用昆虫学报,2019,56(5):849-883.

[12] 黄哲宙,陈万青,吴春晓,等.中国女性乳腺癌的发病和死亡现况——全国32个肿瘤登记点2003—2007年资料分析报告[J].肿瘤,2012,32(6):435-439.

[13] Warth B, Raffeiner P, Granados A, et al. Metabolomics Reveals that Dietary Xenoestrogens Alter Cellular Metabolism Induced by Palbociclib/Letrozole Combination Cancer Therapy[J]. Cell Chem Biol,2018,25(3): 291-300.

[14] 张洪权. 三七提取物在心血管疾病中的作用机制[J]. 当代医学,2022,5(28):190-192.

[15] 宝雁凌,刘少伟.可药可食话葛根[J].食品与生活,2021(12):6-11.

[16] 周玉,汪萍,杨建课.黄精多糖抗肿瘤作用的研究进展[J].湖北中医杂志,2022,44(7):63-66.

[17] 马明慧,刘秀峰,余伯阳.薏苡仁的本草考证[J].中国民族民间医药,2021,30(19):32-37.

[18] 方婷,蒋义鑫,陈龙,等.薏苡仁油抑制三阴性乳腺癌生长的代谢组学研究[J].上海中医药杂志,2020,54(2):78-84.

[19] 石丽霞,李科,秦雪梅.黄芪多糖双向抗肿瘤作用机制的研究进展[J].山西中医药大学

学报,2021,22(2):145-149.

[20] 黄冰霞,支添添,赵志刚,等.硒元素与人类健康[J].宜春学院学报,2019,41(9):95-101.

[21] 仲兆金.硒的生物大分子化合物在抗肿瘤研究中的应用进展[J].首都医药,2002(12):60-61.

[22] Knekt P, Aromaa A, Maatela J, et al. Serum vitamin A and subsequent risk of cancer: cancer incidence follow-up of the Finnish Mobile Clinic Health Examination Survey[J]. AmJ Epidemiol,1990,132(5):857-870.

[23] 张国伟,马俊华,梁玉景,等.阿胶化学成分及保健作用研究进展[J].食品科技,2021,46(3):39-43.

[24] 廖林丽,杨成昊,杨毅敬,等.枸杞子在眼病临床运用进展[J].陕西中医药大学学报,2022,45(2):137-140.

[25] 林幼红,刘晋锋,苏国辉,等.枸杞多糖的神经保护作用——"以眼为鉴"[J].中国中医眼科杂志,2019,29(5):403-406.

[26] 王志国,何德,金洪,等.无花果抗癌作用的研究进展[J].现代生物医学进展,2010,10(11):2183-2186.

[27] 李强,J.Sales,G.P.J.Janssens.家鸽的营养[J].国外畜牧学(猪与禽),2003(6):12-17.

[28] 刘伟,周雅琳,秦勇,等.唾液酸抗炎作用研究[J].中华中医药杂志,2020,35(4):1965-1968.

[29] 赵宏宇,王玉,刘新宇.林蛙油提升雌激素的机制研究[J].食品工业科技,2019,40(19):296-300.

[30] 周毅,王婷,赵佳佳,等.辣椒素对多柔比星耐药的乳腺癌细胞的耐药逆转作用(英文)[J].Journal of Chinese Pharmaceutical Sciences,2021,30(8):666-674.

[31] 李薇.乳腺癌患者的营养治疗专家共识[J].肿瘤代谢与营养电子杂志,2021,8(4):374-379.

[32] 胡栋.五红汤对乳腺癌化疗后骨髓抑制及生活质量的改善作用[J].新中医,2015,47(10):171-173.

[33] 中华医学会骨质疏松和骨矿盐疾病分会.原发性骨质疏松症诊疗指南(2022)[J].中华骨质疏松和骨矿盐疾病杂志,2022,15(6):573-611.

[34] 戴思兰,温小蕙.菊花的药食同源功效[J].生命科学,2015,27(8):1083-1090.

[35] 曹清明,王蔚婕,张琳,等.中国居民平衡膳食模式的践行——《中国居民膳食指南(2022)》解读[J].食品与机械,2022,38(6):22-29.

[36] 赵霞.过食粗粮,当心"赶跑"其他营养素[J].家庭医药·快乐养生,2020(10):17.

[37] 中国抗癌协会肿瘤营养专业委员会,中华医学会肠外肠内营养学分会.乳腺癌患者的营养治疗专家共识[J].肿瘤代谢与营养电子杂志,2021,8(4):374-379.

[38] SHU XO, ZHENG Y, CAI H, et al. Soy food intake and breast cancer survival[J]. JAMA, 2009, 302(22): 2437-2443.

［39］ MESSINA, M. Soy foods. isoflavones, and the health of post-menopausal women［J］. Am J Clin Nutr, 2014, 100 Suppl 1：423S-430S.

［40］ Fraser GE, Jaceldo-Siegl K, Orlich M, et al. Dairy, soy, and risk of breast cancer: those confounded milks［J］. Int J Epidemiol, 2020；49（5）: 1526-1537.

［41］ Boyd NF, Martin LJ, Noffel M, et al. A meta-analysis of studies of dietary fat and breast cancer risk［J］. Br J Cancer, 1993, 68（3）: 627-636.

［42］ Moorman PG, Terry PD. Consumption of dairy products and the risk of breast cancer: a review of the literature［J］. Am J Clin Nutr, 2004, 80（1）: 5-14.

［43］ Chen L, Li M, Li H. Milk and yogurt intake and breast cancer risk: A meta-analysis［J］. Medicine（Baltimore）, 2019 Mar, 98（12）: e14900.

［44］ Zeng M , Zhang L , Li M , et al. Estrogenic Effects of the Extracts from the Chinese Yam（Dioscorea opposite Thunb）and Its Effective Compounds in Vitro and in Vivo［J］. Molecules,2018,23（2）: 11-12.

［45］ 靳苗艳,王伏生,胡耀峰,等.N6-甲基腺苷甲基化修饰在乳腺癌中的研究进展［J］.山西医药杂志,2023,52（9）: 678-682.

［46］ 刘宏.熊果苷抗肿瘤潜能的研究进展［J］.广州化工,2023,51（11）: 30-32,61.

［47］ 张乾勇,糜漫天,承海.鱼油联合肿瘤坏死因子 α 对乳腺癌移植瘤影响［J］.中国公共卫生,2005（11）: 39-40.

［48］ 方菁,申哲民,袁涛,等.雌激素的3D-QSAR模型构建及其在饲料与鸡肉中含量的测定以及对人体的影响［J］.环境化学,2023,42（4）: 1077-1084.

［49］ 贾久满.多维营养富硒生态饲料对鸡蛋品质及营养成分的影响［J］.饲料研究,2020, 43（2）: 15-19.

［50］ 中国营养学会. 中国居民膳食指南: 2022［M］. 北京: 人民卫生出版社,2022.

［51］ 张健,赵艾,谭圣杰,等.中国八城市成年女性水产品摄入频次与血脂水平相关性分析［J］.营养学报,2018,40（2）: 122-126.

［52］ 于仁文.解密海鲜的营养价值［J］.健康博览,2013（6）: 57-58.

［53］ 任兵兴.高胆固醇海产品对动物脂质代谢的影响研究［D］.青岛: 中国海洋大学,2010.

［54］ 徐曦,颜崇淮.中国水产品总汞污染特征分析及健康暴露评估［J］.中国食品卫生杂志,2022,34（1）: 104-109.

［55］ 王一宏,颜崇淮.中国不同水产品砷污染特征分析［J］.微量元素与健康研究,2022, 39（6）: 68-71.

［56］ 李宜臻,郑怡. 1990—2019 年中国女性乳腺癌疾病负担及危险因素研究［J］.中国循证医学杂志,2021,21（8）: 876-881.

［57］ 赵超敏.动物源食品中内源性和外源性激素残留的检测和鉴别技术研究［D］.广州: 华南理工大学,2014.

［58］ Binnie MA, Barlow K. Red meats: time for a paradigm shift in dietary advice［J］. Meat Sci,2014 Nov, 98（3）: 445-451.

[59] 杜婧.如何认识和科学食用咸菜[J].中国果菜,2015,34(7): 32-33.

[60] 杨安娜.红酒与健康[J].现代食品,2020(11): 144-146.

[61] Romieu I, Scoccianti C, Chajès V, et al. Alcohol intake and breast cancer in the European prospective investigation into cancer and nutrition[J]. Int J Cancer,2015 Oct 15, 137(8): 1921-1930.

[62] HAMAJIMA N, HIROSE K, TAJIMA K, et al. Alcohol, tobacco and breast cancer-collaborative reanalysis of individual data from 53 epidemiological studies, including 58, 515 women with breast cancer and 95, 067 women without the disease[J]. Br J Cancer, 2002, 87(11): 1234-1245.

[63] ZHANG SM, LEE IM, MANSON JE, et al. Alcohol consumption and breast cancer risk in the Women's Health Study[J]. Am J Epidemiol, 2007, 165(6): 667-676.

[64] CHEN WY, ROSNER B, HANKINSON SE, et al. Moderate alcohol consumption during adult life, drinking patterns, and breast cancer risk[J]. JAMA, 2011, 306(17): 1884-1890.

[65] 胡文杰, 应雪.不同抗肿瘤化疗药物对乳腺癌患者糖代谢的影响[J].江西医药, 2021, 56(5): 669-671.

[66] 丁芳, 吴良华, 钟家毅, 等.化疗对浸润性乳腺癌患者甘油三酯及总胆固醇水平的影响[J].心血管病防治知识(学术版), 2017(14): 108-110.

[67] 沈晓静, 字成庭, 辉绍良, 等.咖啡化学成分及其生物活性研究进展[J].热带亚热带植物学报,2021,29(1): 112-122.

[68] ALESSANDRA L, AGNIESZKA M, PAOLO DP, et al. Coffee intake decreases risk of postmenopausal breast cancer: a dose response meta-analysis on prospective cohort studies[J]. Nutrients, 2018, 10(2): 112.

[69] OH JK, SANDIN S, STRÖM P, et al. Prospective study of breast cancer in relation to coffee, tea and caffeine in Sweden[J]. Int J Cancer, 2015, 137(8): 1979-1989.

[70] 戴龙瑞. 中药汤剂煎煮三大要素——时间、火候、煎次的研究[J]. 上海中医药杂志, 1999(7): 28-29.

[71] 梅全喜. 中药先煎问题的实验探讨[J]. 中国医院药学杂志, 1989(10): 35-36.

[72] 张静楷. 重视中药煎服法 提高汤剂质量和疗效[J]. 中成药研究, 1981(2): 1-5.

[73] 王东梅.白萝卜与中药同食,会解掉药性吗? [J].家庭中医药,2020,27(12): 70-71.

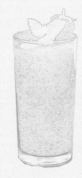

第三章

妙手简餐

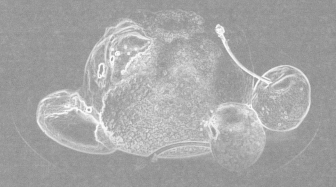

抗肿瘤治疗是个长期过程，家庭营养支持对患者的康复非常重要。中医学认为，脾胃是后天之本，有着受水谷、化气血、布精微的作用，脾胃虚弱则正气难复。乳腺癌术后易耗伤气血津液，因此，患者需要科学、合理、平衡、多样化的饮食结构与形式，满足营养需求，保障机体健康。

本章介绍主食类的选择原则，并精选了一些营养搭配均衡且规避了乳腺癌患者忌口的菜谱，有凉拌类、小炒类、汤水类的"样板菜"，以期"厨房小白"也能按图索骥，轻松做出健康又美味的食物。并估算每道菜的三大营养素和热量，让大家做到心中有数。需注意的是，我们一般仅对主料进行计算，辅料、调味料是为了增添食物风味而加，其用量较少，一般不需要另外估算热量和营养素，而对于食用油、糖等，可参阅前文的膳食推荐来使用。

主食类

人们一日三餐中的主食是碳水化合物的主要来源，碳水化合物是人体最重要的营养素，在饮食结构中扮演着非常重要的角色。在中国人的饮食历史中，米面制品是餐桌上的绝对主角，谁能拒绝一碗香喷喷的大米饭或者筋道爽口的面条呢？但这些都是精制碳水化合物的一员。

随着生活水平的提高，精制碳水化合物的摄入远高于过去。精制碳水化合物是指丢失大部分纤维等营养元素，营养成分相对单一的碳水化合物，包括精制谷物和精制糖。以精制谷物为例，碾磨谷物去除了麸皮和胚芽，由此可以提高谷物的保质期并使其质地更细腻，口感更好，也更容易消化。但是，加工过程也去除了 B 族维生素、铁和膳食纤维等营养素。研究发现，身体消化吸收精制碳水化合物的速度比非精制碳水化合物的速度要快得多，并且精制碳水化合物通常难以产生饱腹感，会增加进食量，进而导致热量摄入过多。所以，精制碳水化合物存在营养价值低、易导致血糖大幅波动，与肥胖、癌症等疾病的发生有关等缺点。因此，适当控制精制碳水的摄入，增加全谷物主食，才是主食选择的真理。此外，最好避免在食物中添加糖。糖是指有甜味的游离糖，以蔗糖为代表，以及零食中常用的葡萄糖浆、果葡糖浆等合成糖。购物时，可以检查原料成分表中的具体含量，避免摄入过多的精制糖，以帮助自己做出有利于健康的决定。制造商对精制糖使用了许多不同的名称，因此看到诸如糖浆、糖蜜、甜味剂（安赛蜜）、果糖、蔗糖、冰糖、黄糖、麦芽糖、葡萄糖等，应予以关注。

随着网络碎片化科普知识的涌入，使得许多人对主食有了一定的误解，认为主食作为碳水化合物的主要来源，是导致发胖、血糖异常升高的"罪魁祸首"，这其实是片面的。因此，这里我们需要介绍一个概念，即血糖指数（glycemic index，GI），它是食物血糖生成指数的简称，又称升糖指数，这是衡量某种食物或某种膳食组成对血糖浓度影响的一个指标。简单地说，GI 是某种食物摄入体内，分解为葡萄糖供机体吸收的速度。分解吸收得越快，升糖指数越高；分解吸收得越慢，升糖指数越低。GI ≤ 55 时，该食物为低GI 食物；GI 在 56 ～ 69 时，该食物为中等 GI 食物；GI ≥ 70 时，该食物为高 GI 食物。低 GI 食物的特点是：在肠胃内停留时间长，释放速度慢，葡萄糖进入血液后峰值低，下降速度慢，血糖浓度波动小；高 GI 食物的特点是：进入胃肠后消化快，吸收完全，葡萄糖迅速进入血液，血糖浓度升高。而血糖不稳定，不仅会导致糖尿病，还会影响人的情绪。吃了高 GI 食物，会使血糖升得快，但由于大量胰岛素的分泌，血糖降得也快。在低血糖的状况下，人不仅会感到饥饿，还会出现心慌、困倦、紧张、焦虑等症状。这样的血糖大幅度波动会使得大脑更容易产生吃甜食的欲望，导致吃糖"上瘾"。多数研究也支持高 GI 食物与慢性疾病和肥胖症发生相关，而低 GI 食物饱腹感强、摄入不容易超标并避免血糖波动，更加健康。

前文提到的精制主食，如白米饭、面条等都是高 GI 食物，而全谷物、薯类、豆类、粗杂粮多数是低 GI 食物。在日常生活中，摄入同等份量的食物，低 GI 食物会比高 GI 食物更健康。但是 GI 也不是唯一和绝对的衡量指标，GI 并不是一个单纯由食物的性质确定的数值，它还受食用者个体的影响。不同的人，对同一食物的 GI 并不完全相同；食物食用的先后顺序，一起食用的食物品种不同，都会影响 GI 的数值；同一食物，不同的烹饪方式，GI 也会不同。同时，尽管低 GI 的食物确实比高 GI 的食物更为健康，但也需要控制摄入量、选择更健康的烹饪方法，并注意均衡搭配，这些都是健康饮食的相关影响因素。

那么在日常生活中如何合理地安排碳水化合物呢？对主食的选择应记住"宜粗不宜精"的原则，通过全谷物的摄入来调整主食的结构。事实上，中国居民在主食摄入方面的主要问题就是：精制主食的摄入量比例过高，而粗杂粮明显不足。所以，为了健康，必须控制精制主食，增加粗杂粮主食。如做饭时减少大米的使用，可以掺杂燕麦、黑米、藜麦等全谷物来烹饪糙米饭；而以全谷物为主要原料制作而成的面包、馒头也比纯小麦面粉制作的更加健康。同时，千万不要把土豆、红薯、芋头、南瓜、紫薯等薯类食物当作蔬菜，它们都要算作主食，吃了薯类就需要降低相应的米、面、粉的摄入量。

（殷玉莲）

凉拌类

凉拌类菜品，需要将食材处理干净或提前焯熟，避免细菌感染或食物处理不当引发的胃肠道不适。

凉拌类

1 菠菜蛋皮拌粉丝

准备材料

主料	辅料	调味料
菠菜…350 g	蒜瓣…3 ~ 5 瓣	生抽酱油
绿豆粉丝…1 小把	白芝麻…5 g	蚝油
鸡蛋…2 个	食用油…20 ml（辣椒	米醋
油炸花生米…10 g	面视喜好加减）	赤藓糖醇
		盐

三大营养素及热量分析

分类	菠菜 350 g	绿豆粉丝 50 g	鸡蛋 120 g	油炸花生米 10 g
碳水化合物（g）	15.75	41	2.88	2.62
蛋白质（g）	9.1	0	15.72	2.22
脂肪（g）	1.05	0	10.32	4.71
热量（kJ）	409.5	697	698.4	58.3

料理步骤

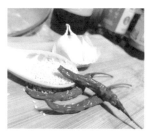

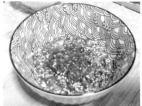

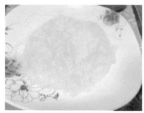

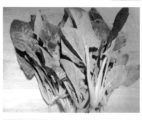

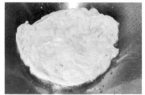

准备拌汁：蒜剁成蒜末放入碗内，加入白芝麻（喜欢吃辣的可以加入辣椒面或切碎的辣椒），起锅热油将热油淋在混合的辅料上，再加入调味料生抽酱油 2 汤匙、蚝油 1 汤匙、米醋 1 汤匙、赤藓糖醇半汤匙、盐 1/4 汤匙，搅拌均匀备用。

准备主料：①粉丝提前用冷水浸泡 10 分钟，起锅烧水，将 1 000 ml 水烧开，放入粉丝氽汤 2 ~ 3 分钟，捞出过凉水，改刀成小段，备用。②锅中的水再次煮开，加入 1/2 汤匙盐、少量食用油（可以使蔬菜保持翠绿），放入洗净去根的菠菜，氽汤 1 分钟即可捞出晾凉，备用。

制作蛋皮：2 个鸡蛋打散。做蛋皮时最好用不粘锅。热锅，锅内留少量油，在锅底滑动一圈，也可以用油刷刷一圈。全程小火，倒入蛋液，待底部稍凝固后开始缓慢倾斜转动锅身，使蛋液自然流动形成一张薄薄的蛋皮。将煎好的蛋皮对折 2 ~ 3 次，切成均匀的蛋皮丝，备用。

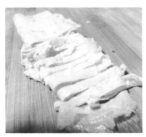

将粉丝、菠菜、蛋皮、油炸花生米混合在一起，最后淋上拌汁搅拌均匀，即可食用。淋上香油味道更佳。

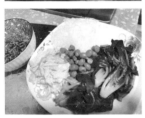

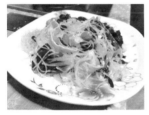

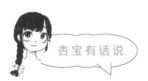

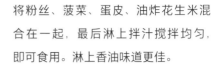

杏宝有话说

　　菠菜蛋皮粉丝是一道爽口开胃、营养均衡搭配的凉拌菜，有碳水化合物（粉丝）、蛋白质（蛋皮）、脂肪（花生米、食用油）和膳食纤维（菠菜）。菠菜作为中国人餐桌上一年四季的常客，是不受时令限制的佳肴食材之一。这种常见的蔬菜，营养价值高，富含钠、钾、镁、钙等人体需求量较高的矿物质，维生素 B_1、维生素 B_2、维生素 B_3（烟酸）、维生素 B_5（泛酸钙）、维生素 B_6、维生素 B_7（生物素）、维生素 B_9（叶酸）、维生素 C 8 种水溶性维生素和维生素 A、维生素 K、维生素 D、维生素 E 等脂溶性维生素，以及 17 种氨基酸，新鲜菠菜可含 2.36% 的氨基酸。也正如此，选用适量的油脂来烹饪，可以更好让人体吸收营养素。菠菜也具有重要的药用价值，清代章穆的《调疾饮食辩》中指出菠菜"性甘凉而滑，调中止泻，润燥利脏腑，开胸膈"，属药食同源的植物。现代研究发现，菠菜具有抗肿瘤、抗氧化、降血压、降血脂、降血糖、促胰腺分泌助消化等作用。

不过，菠菜中草酸的含量相对较高，草酸在体内不易被氧化分解，其代谢产物会破坏体内酸碱平衡，不利于钙、锌等元素的吸收。需对菠菜进行焯水处理，这样既可有效降低菠菜中的草酸含量，又使菠菜柔软清新，配合香软蛋皮和爽滑粉丝，口感丰富，营养又好吃。

凉拌类

2　凉拌柠檬鸭

准备材料

主料	辅料	调味料
1/4 鸭子（选易煮熟的肉鸭，不要选炖汤的老鸭）	腌渍柠檬…2 个 洋葱…半颗 酸姜…2 片 泡椒…2 个 蒜 香菜 生姜	料酒 盐 生抽酱油 香油 白糖 食醋 蚝油

三大营养素及热量分析

分类	鸭子 400 g
碳水化合物（g）	0.8
蛋白质（g）	46
脂肪（g）	157.2
热量（kJ）	6 760

料理步骤

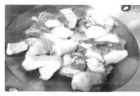

鸭子斩块、洗净后凉水入锅，水开后去水清洗；洗净后将鸭肉放入锅中，加入生姜片、料酒，重新加水大火煮开，小火焖煮至鸭肉熟透，筷子可轻松穿透；煮熟后捞起放凉备用。

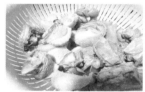

腌渍柠檬去籽剁碎成细末；洋葱、酸姜、泡椒、香菜、蒜等各种辅料切成细末。

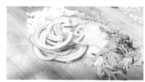

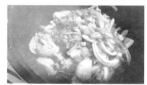

把切块的鸭肉放在一个大碗里，放入切好的辅料，再加入适量的盐、生抽酱油、白糖、食醋、蚝油等调味料，搅拌均匀后，淋入香油，然后腌制30分钟等待其入味，放在冰箱里冷藏1 ~ 2个小时则味道更好。

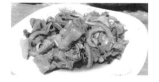

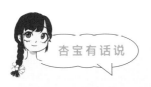

凉拌柠檬鸭是广西南宁菜的代表，其以本地放养的土鸭加上酸姜、泡椒、蒜末、柠檬等原料加工而成，鸭肉香而不腻，还带有淡淡的柠檬香味，口味独特，深受食客追捧。

中医学认为，鸭肉味甘，性微寒，归肺、胃、肾经，具有滋阴养胃、利水消肿的功效，为夏秋季节进补佳品《本草纲目》记载：鸭肉主大补虚劳，最消毒热，利小便、除水肿、消胀满、利脏腑、退疮肿、定惊痫。唐代孟诜的《食疗本草》说，鸭能"滋五脏之阴，清虚劳之热，补血行水，养胃生津，止咳息惊"，尤其适宜于阴虚火旺或素为火体之人。

鸭的营养价值很高，可食用部分的鸭肉中蛋白质含量在16%～25%，比其他畜肉含量高得多。钱爱萍等分析7种禽畜肉的蛋白质营养价值，通过实验测量和数学分析得知，鸭肉中含有的人体必需氨基酸的构成比例与标准蛋白质的值最接近，蛋白质营养价值最高。

本道菜中使用了柠檬作为增添风味之用。柠檬是一种营养价值和药用价值均较高的水果，富含维生素、矿物质、类黄酮等物质，还含有对人体健康极其重要的微量元素，如丰富的磷、硫、钙、镁元素，以及铜、铁、锰、锌元素。柠檬酸而开胃，作为自然的酸味来源，是夏日凉拌菜的常用辅料之一。

3　凉拌牛肉牛肚

主料	辅料	调味料
牛腱子肉…1块 （约 500 g） 牛肚…250 g 黄豆芽…100 g	香料（八角 2 颗，香叶 4 片，桂皮 2 小段，草 果 1 颗，花椒若干） 生姜 蒜末 香菜 香葱	料酒 盐 生抽酱油 香油 白糖 陈醋 蚝油

三大营养素及热量分析

分类	牛腱子肉 500 g	牛肚 250 g	黄豆芽 100 g
碳水化合物（g）	11	0	4.5
蛋白质（g）	115	36.25	4.5
脂肪（g）	16.5	4	1.6
热量（kJ）	2 550	697	197

料理步骤

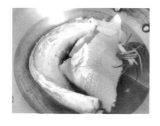

牛肉、牛肚凉水入锅，加入生姜、葱
结、料酒焯水后洗净。

香料用温水清洗，加入姜片；将焯好
水的牛肉、牛肚凉水下锅，倒入准备
好的香料、料酒，大火煮开，小火焖

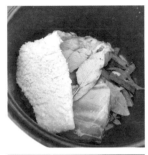

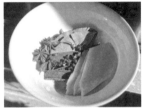

煮1小时（高压锅压熟亦可），捞出放凉，牛肉切成薄片，牛肚切成条，备用。

将黄豆芽洗净后倒入沸水中氽烫5~8分钟，捞出放凉，备用。

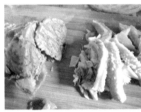

将牛肉、牛肚、黄豆芽放入大碗内，加入蒜末、葱末、香菜末、蚝油1匙、生抽酱油3匙、陈醋1匙、盐、白糖各1/4匙，淋上热油，撒上香油，最后翻拌均匀即可食用，喜欢辣的可加辣椒油。

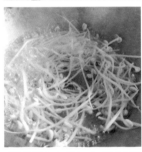

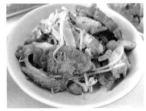

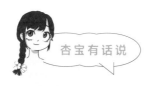

杏宝有话说

　　凉拌牛肉牛肚这道菜，既开胃又营养丰富，是与家人共享的一道美食，亦是招待来客的一道色香味俱全的优选菜品。牛肉性平，味甘，归脾、胃经，长于补脾胃、益气血、强筋骨。清代汪绂的《医林纂要》曰："牛肉味甘，专补脾土。脾胃者，后天气血之本，补此则无不补矣。"牛腱子是牛小腿肉、筋、骨的结合部位，肌肉特别发达，肉质鲜嫩精瘦。切出的是肉、筋相间的半透明纹、层次分明的肉片，吃在嘴里清香四溢，嚼起来很筋道又有滋有味，别有一番口感。牛肉含有丰富的蛋白质、脂肪、B 族维生素、烟酸、钙、磷、铁等成分，牛肉蛋白质所含的必需氨基酸多，营养价值高。

　　牛肚为牛科动物黄牛或水牛的胃，又名牛百叶。中医学认为，牛肚性平，味甘，归脾、胃经，具有健脾益气、补虚养血的功效。《本草纲目》言其"补中益气，解毒，养脾胃"。《食疗本草》言其"主消渴，风眩，补五脏"。牛肚中含有丰富的脂肪、蛋白质、钙、铁、磷、核黄素、硫胺素、烟酸等，在中医药膳食疗中占有一席之位，可与多种中药搭配共食之。

　　黄豆芽味甘，性寒，归脾、大肠经，具有清热除湿、消肿除痹、祛黑痣、治疣赘、润肌肤的功效。黄豆芽营养丰富，含有蛋白质、脂肪、碳水化合物、粗纤维、多种微量元素和维生素等。黄豆在发芽的过程中，黄豆中使人胀气的物质被分解，有些营养素更易被人体吸收。

（仲芫沅）

小炒类

1 鲜虾酿香菇

准备材料

主料	辅料	调味料
鲜虾仁…400 g 鲜香菇…6~8个 （以形圆底大者为佳） 胡萝卜…半根 荸荠…2个	生粉…10 g 葱花…少许	生抽酱油 蚝油 白砂糖 盐 味精 白胡椒 料酒

三大营养素及热量分析

分类	虾仁 400 g	香菇 100 g	胡萝卜 100 g	荸荠 50 g
碳水化合物（g）	0	5.2	8.1	7.1
蛋白质（g）	41.6	2.2	1	0.6
脂肪（g）	2.8	0.3	0.2	0.1
热量（kJ）	804	109	134	128

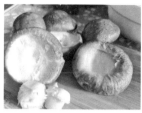

鲜香菇洗净，擦干水分后，去蒂成小碗托状，备用（香菇蒂不扔）。

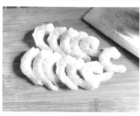

准备馅料：鲜虾剥壳挑出虾线，洗净控干水分，用刀背碾压后，再剁碎成虾肉泥；胡萝卜切小碎粒；荸荠洗净去皮切小碎粒；切下来的香菇蒂切小碎粒。备用。

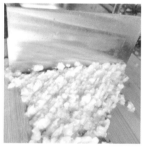

调味：碗中加入虾仁泥、胡萝卜丁、荸荠丁、香菇丁、生粉顺着一个方向搅拌均匀；其间加入生抽酱油2汤匙，蚝油1汤匙，白砂糖5g，盐3g，味精2g，白胡椒粉少许，料酒1汤匙，充分搅拌均匀至上浆。备用。

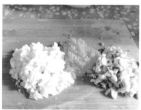

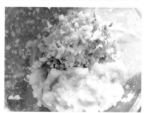

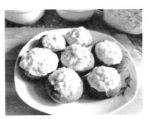

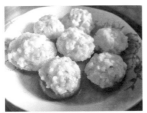

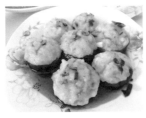

把备好的虾仁馅料填入香菇碗中，尽量填得饱满，均匀放在盘中。水开后上锅，大火蒸 10 分钟。

蒸好的香菇酿会有许多汤水，另起一锅，将汤水倒入后烧开浓缩，加入少许水淀粉勾芡。香菇酿撒上葱花，淋上芡汁即可食用。

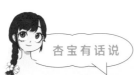

杏宝有话说

　　鲜虾酿香菇是一道方便又健康的菜肴，采用蒸制的方式，很好地保留了食材的营养和鲜美，虾肉的鲜甜配上香菇的香气能让人食欲大增。香菇属担子菌纲伞菌目口蘑科香菇属，又名香蕈、花菇，俗称中国菇，是一种重要的食药用栽培真菌，在我国有悠久的栽培历史。历代医家对香菇的药性及功用均有著述，如《本草纲目》曰"甘平、无毒"，元代吴瑞的《日用本草》曰"益气、不饥、治风破血"，清代张璐的《本经逢源》曰"大益胃气"。香菇是具有高蛋白质、低脂肪、多糖和多种氨基酸、维生素的菌类食品，蛋白质含量很高，含白蛋白、谷蛋白和人体必需的 7 种氨基酸；人体必需的微量元素钾、钙、镁、磷、硫，以及锌、铜、铁、锰、镍、铬、硒等，元素的总量在 2.37% ~ 4.50%。因此，香菇可作为补钙、补锌、补铁的良好来源，是一种微量元素丰富的食用菌。

虾肉嫩味美，易于消化吸收，是人们喜爱的营养食品。其含有丰富的蛋白质，营养丰富，且含有丰富的镁。镁对心脏活动具有重要的调节作用，能很好地保护心血管系统。中医学认为，虾性温，味甘，具有补阳、益肾强精等功效。《本草纲目》记载虾："甘温有小毒。作羹，治鳖瘕，托痘毒，下乳汁；法制壮阳道，煮汁吐风痰；捣膏敷虫疽。"因此，虾肉作为有益人体的优质蛋白质来源，可常入菜单之中。

小炒类

2　芋儿鸭

准备材料

主料	辅料	调味料
鸭肉…500 g 芋艿…300 g	香料（八角 2 个，桂皮 1 块，香叶 3 片） 辣椒…2 个 生姜 葱	盐 生抽酱油 老抽酱油 蚝油 味精 白糖 料酒

三大营养素及热量分析

分类	鸭肉 500 g	芋艿 300 g
碳水化合物（g）	1.0	54.3
蛋白质（g）	57.5	6.6
脂肪（g）	196.5	0.6
热量（kJ）	8 450	243

料理步骤

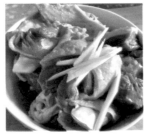

鸭肉洗净，斩成中等块，加入适量姜丝，一勺料酒，腌制一会。备用。

芋头去皮洗净，切块备用。

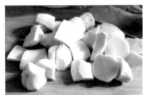

腌制好的鸭肉冷水入锅，烧开后撇去血沫；盛出备用。

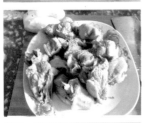

锅中热油，放入香料、葱姜炒香，倒入鸭子翻炒均匀。依次加入盐 3 g、生抽酱油 3 汤匙、老抽酱油 1 汤匙、蚝油 1 汤匙、白糖 5 g、料酒 2 汤匙调味，再次翻炒均匀后加入清水没过鸭肉，放入切块的芋艿、2 个辣椒，用大火烧开后转中小火焖煮 30 分钟。

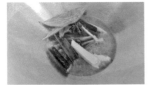

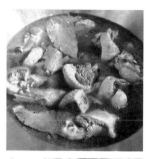

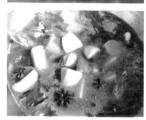

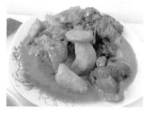

最后加入味精 2g、葱段，大火将汤汁收到浓稠，即可盛出食用。

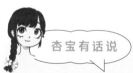

杏宝有话说

　　芋儿烧鸭是一道四川、湖南、湖北等地区的家常菜。其味道香麻微辣，用料简单却味道浓郁。鸭肉质地细嫩滑润，芋儿香糯回甜。菜品肉软离骨，色泽红亮，咸鲜中带辣，辣而不燥，是一款人人吃、人人爱的佳肴。

　　芋头又称毛芋、芋艿，为天南星科植物。芋头富含淀粉，既可当菜食用，又能作粮充饥。中医学认为，芋头性平，味甘、辛，具有补气益肾、和胃健脾、破血散结的功效。凡脾肾阴虚所致的食少瘦弱、久痢便血、口渴便秘，气血郁结的腹中癥块、瘰疬肿毒者宜食。芋头中含水分 78.6%、淀粉和脂多糖 18.1%、蛋白质 2.2%、不溶性纤维 1.0%、脂肪 0.2%，同时含有一定量的维生素、矿物质、胡萝卜素及赖氨酸、色氨酸等 18 种氨基酸，是一种低脂高纤维的药食两用植物。

鸭肉鲜嫩味美，营养十分丰富，不仅享有 "京师美馔，莫妙于鸭" "无鸭不成席" 的美誉，而且中医学称鸭为 "滋补上品"，鸭肉味甘，性微寒，具有滋阴补血、益气利水的功能。清代郭佩兰的《本草汇》认为，能 "滋阴除蒸，化虚痰，止咳嗽"。《食疗本草》认为，能 "滋五脏之阴，清虚劳之热，补血行水，养胃生津，止咳息惊"，尤其适宜于阴虚火旺或素为火体之人。据现代营养学分析，鸭肉中含有维生素 B_1、B_2 和烟酸以及钙、磷、铁等多种营养素，营养丰富，可作为乳腺疾病患者常食之品。

小炒类

3 金银蛋娃娃菜

准备材料

主料	辅料	调味料
娃娃菜…500 g	皮蛋…1 个	盐…3 g
	咸鸭蛋…1 个	味精…2 g
	虾米…10 g	
	蒜	
	葱	
	色拉油	

三大营养素及热量分析

分类	娃娃菜 500 g	皮蛋 50 g	咸鸭蛋 50 g	虾米 10 g
碳水化合物（g）	12	2.9	3.15	0
蛋白质（g）	9.5	7.4	6.35	4.37
脂肪（g）	1	5.3	6.35	0.26
热量（kJ）	270	373.5	399	19.8

料理步骤

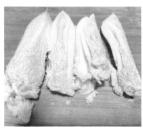

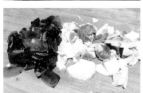

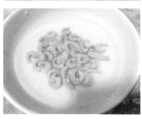

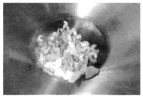

娃娃菜洗净后，切成 4 块备用。

皮蛋、咸鸭蛋分别切成小丁；虾米用清水浸泡一会后清洗。备用。

锅中加入少量色拉油，放入葱末、蒜片爆香；加入虾米翻炒出香味。加入 500 ml 清水，烧开后放入皮蛋、咸鸭蛋、娃娃菜，再次烧开，大火煮 8 分钟。

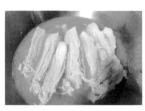

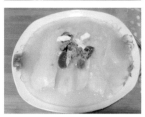

待娃娃菜煮软后，加入盐和味精调味，撒上葱花，即可食用。

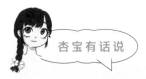

杏宝有话说

　　金银蛋娃娃菜是一道常在港式餐厅出现的菜品，其中咸蛋是金，皮蛋是银，寓意满满又口感丰富，在层层鲜香中带着娃娃菜的清甜，制作过程也非常简单，是适合在家中制作的一道菜品。

　　娃娃菜是一种更为精细的"缩小版大白菜"，口感更鲜嫩甘甜，营养价值也更高。每 100 g 大白菜中含钾 130 mg，而同样重量的娃娃菜中约含有 287 mg，对改善身体疲劳倦怠感、促胃肠蠕动的效果更好。此外，娃娃菜还富含胡萝卜素、B 族维生素、维生素 C、钙、磷、铁、锌等。中医学认为，娃娃菜具有养胃生津、除烦解渴、清热解毒的功效。

　　皮蛋及咸鸭蛋是常常被人误会的食物，其实也有一定的营养价值与保健功效。《随息居饮食谱》中指出皮蛋"味辛、涩、甘、咸，能散能敛"。《医林纂要》介绍鸭蛋具有"补心清肺，止热嗽，治喉痛齿痛；百沸汤冲食，清肺火，解阳明结热"的功效。皮蛋、咸蛋与鲜鸭蛋的粗蛋白水平相当，可作为日常调剂口味之选。鸭蛋中的卵磷脂含量高于鸡蛋，而胆固醇含量仅为鸡蛋的三分之二。不过也应该注意，皮蛋和咸蛋中含钠较高，合并高血压的患者不建议大量食用，这样不利于血压的控制。

（程一凡）

汤水类

1 绿豆海带汤

主料	辅料	调味料
绿豆…150 g 海带…100 g（干海带 50 g）	陈皮…1 整块	冰糖适量（根据个人口味决定是否添加，若是血糖异常者，可以选择使用赤藓糖醇、甜菊糖、罗汉果糖这类代糖）

三大营养素及热量分析

分类	绿豆 150 g	海带 100 g	陈皮 5 g	冰糖 10 g	赤藓糖醇 10 g
碳水化合物（g）	93	2.1	3.95	9.93	10
蛋白质（g）	32.4	1.2	0.4	0	0
脂肪（g）	1.2	0.1	0.07	0	0
热量（kJ）	493.5	13	15.95	39.7	0

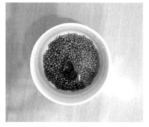

绿豆洗净后用水泡发一夜，亦可加入少量陈皮一并泡发。

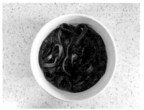

海带洗净后浸泡 30 分钟至软（如为干海带则浸泡 2 个小时左右），将海带切成细丝状。

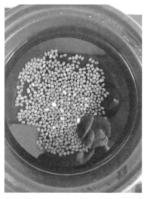

将浸泡好的绿豆和陈皮放入锅中，加入 1 000 ml 清水，大火煮开后转中火煮 30 分钟；随后加入海带丝，中小火继续煮 30 分钟。煮的过程中注意搅拌，尤其是绿豆起沙后需经常搅拌，以防糊锅（电饭煲或者电压力锅有煮粥功能的，可将所有食材一并加入后选择相应功能即可）。

煮至最后 10 分钟时，可根据自己口味酌量加入冰糖（也可以选择使用较为健康的代糖，如赤藓糖醇、甜菊糖、罗汉果糖等）。

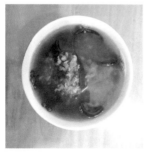

完成后待海带绿豆汤放凉后即可食用，夏季冷藏后食用则口味更佳。

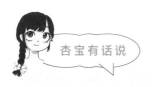

杏宝有话说

　　绿豆海带汤是一道夏日非常推荐的美餐。绿豆作为一种常用的豆类食材，早已被我国先民用以配膳。《本草纲目》记载绿豆"解金石、砒霜、草木一切诸毒"；现代《中药学》教材载有绿豆解"药食中毒"。从这个意义上说，绿豆解的是人体摄入有害药物或食物后产生的热毒，而不是解所有药物的药性。

　　海带是生长在海中的藻类，因柔韧似带而得名。其药用始载于《神农本草经》，述其味苦、咸，性寒，归肝、胃、肾经。李时珍曰："海藻咸能润下，寒能泄热引水，故能消瘿瘤、结核阴癩之坚聚，而除浮肿脚气留饮痰气之湿热，使邪气自小便出也。"历代皆有入药之名方，如海藻酒、海藻玉壶汤等，善治瘿瘤气、颈下核、痈肿、癥瘕、坚气及水肿等病证。因此，海带作为软坚散结的药物，被广泛应用于临床各科，是防治肝经结节性疾病（甲状腺结节、乳腺增生症、子宫肌瘤）的一把好手。

汤水类

2　山药芙蓉汤

准备材料

主料	调味料
铁棍山药…200 g	盐
香菇…20 g	胡椒粉…5 g
胡萝卜…50 g	生抽酱油
青菜…50 g	
鸡蛋…1 个	

三大营养素及热量分析

分类	铁棍山药 200 g	香菇 20 g	胡萝卜 50 g	青菜 50 g	鸡蛋 1 个 （约 70 g）
碳水化合物（g）	26.8	1.04	4	1.6	1.68
蛋白质（g）	1.8	0.44	0.5	0.85	9.17
脂肪（g）	0.2	0.06	0.1	0.1	6.02
热量（kJ）	462	21.8	67	37.5	408

料理步骤

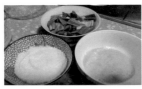

山药去皮，用刀压碎并剁成泥状；香菇、胡萝卜切成小丁，青菜切碎；鸡蛋加盐打成蛋液。备用。

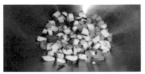

热锅热油，放香菇、胡萝卜丁炒到断生。

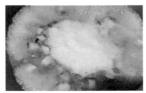

加 3 碗清水和山药泥，大火煮开；煮开后加 1 勺盐、半勺胡椒粉、1 勺生抽酱油调味，再煮 2 分钟。

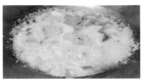

淋入蛋液并顺一个方向不停搅拌，最后加入青菜碎，继续煮 1 分钟即可食用。

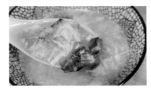

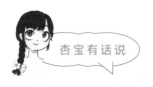

　　山药芙蓉汤以山药茸打底，佐以胡萝卜、香菇、青菜等，做法简单，味道鲜美，口感爽滑，滋养脾胃，好喝又营养。

　　山药作为药食同源性植物，在我国食用历史悠久。山药又称薯蓣，味甘、性平，不燥不腻，在《神农本草经》中被列为上品。《本草纲目》记载山药具有"益肾气，健脾胃，止泄痢，化痰涎，润皮毛"的功效，可用来治疗脾胃虚弱、泄泻、体倦、食少、虚汗等病证。现代研究发现，山药中含维生素、氨基酸、蛋白质、微量元素等多种营养成分，有调节肠道菌群、增强机体免疫、防癌、抗氧化、降压降脂等多种保健作用。

　　香菇是我国著名的食用菌，在民间素有"山珍"之称，历代医药学家对香菇的药性及功用均有著述。如《本草纲目》认为香菇"甘、平、无毒"；《医林纂要》认为香菇"甘、寒""可托豆毒"；《现代实用中药》认为香菇"预防佝偻病，并治贫血"。现代研究发现，香菇中的香菇多糖具有抗癌、调节免疫功能的作用。

　　胡萝卜所含的营养素很全面，特别是胡萝卜素的含量在各种蔬菜中名列前茅，为 9～13 mg/100 g，且于高温下也不易变性，并易于被人体吸收。胡萝卜素有维护上皮细胞的正常功能、防治呼吸道感染、促进人体生长发育及参与视紫红质合成等重要作用。但是，胡萝卜素因属脂溶性物质，故只有在油脂中才能被很好地吸收。因此，食用胡萝卜时最好用油类烹调后食用，以保证有效成分被人体吸收利用。

3 枸杞叶猪肝汤

准备材料

主料	辅料	调味料
猪肝…200 g 枸杞叶…200 g 亦可加入枸杞子 10 g	玉米淀粉…少许 生姜	盐 生抽酱油 鸡精 白胡椒粉

三大营养素及热量分析

分类	猪肝 200 g	枸杞叶 200 g	枸杞子 10 g
碳水化合物（g）	3.6	9	6.41
蛋白质（g）	39.4	5.2	1.39
脂肪（g）	9.4	0.6	0.15
热量（kJ）	1 058	234	108

料理步骤

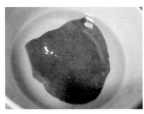
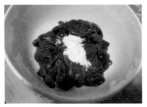

猪肝清洗干净后，再用清水浸泡 30 分钟，去除血水；然后把猪肝切成薄片，加入盐、生抽酱油、玉米淀粉腌制 10 分钟。起锅烧水，水开下入腌好的猪肝，等猪肝一变色就可捞出备用。

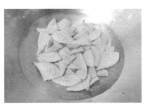

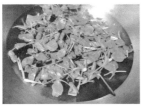

另起一锅加水，放入少许生姜丝。待烧开后加入洗净的枸杞叶和枸杞子；随后加入猪肝，搅拌后煮沸。

加入盐3g、鸡精3g，可根据口味酌加少许白胡椒粉，沸水煮1~2分钟即可食用。

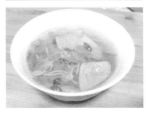

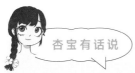

杏宝有话说

　　枸杞叶猪肝汤是一道经典又美味的广东汤水，此汤中的猪肝柔嫩不腥，枸杞叶清香微苦，汤味口感清爽鲜美，营养均衡，是一道不可多得的日常佳肴。

　　枸杞叶是中药枸杞的药用部位，为枸杞的嫩茎叶，亦称枸杞芽或枸杞头等。汪曾祺在《故乡的食物》中写道：枸杞叶"那滋味，也只能说极清香"，可见其风味。《本草纲目》《食品集》等描述枸杞叶具有补气益精、除风明目、坚筋骨、补劳伤、清上泄火等功效，是具有多种保健作用的药食两用的食材。现代研究发现，枸杞叶富含蛋白质、脂肪、氨基酸、多糖等，有一定的抗氧化、调节机体免疫功能、改善疲劳的作用。

猪肝富含铁、磷、硒、蛋白质、卵磷脂、维生素 A 等，营养价值高，具有补血养肝、明目、补气健脾等功效，无论从口感还是其食疗功效来说都是枸杞叶的好搭配。

汤水类

4 当归煮鸡蛋汤

准备材料

主料	辅料	调味料
鸡蛋…150 g	红枣…数枚	红糖…10 g
当归…4 片		

三大营养素及热量分析

分类	鸡蛋 150 g	红枣 10 g	红糖 10 g
碳水化合物（g）	3.6	6.78	9.66
蛋白质（g）	19.65	0.32	0.07
脂肪（g）	12.9	0.05	0
热量（kJ）	874.5	115.9	163.3

料理步骤

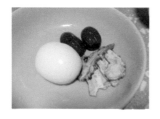

准备食材，鸡蛋提前煮熟、去壳，可用牙签扎数个小孔方便入味；当归温水浸泡 10 分钟，去除杂质。

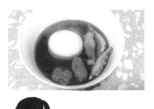

当归、鸡蛋、红枣入锅，加入 3 碗水，大火煮开改用小火熬至 1 碗水；加入红糖化开（根据个人口味加减）。

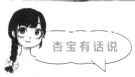

杏宝有话说

当归煮鸡蛋汤是由当归、鸡蛋为主要食材做成的一道菜品，食材看似平淡无奇，但是搭配在一起，不仅营养成分丰富，而且功效也比较显著。既可以作甜品，也可以当作一道简易的药膳，男女老少皆宜。

南北朝时期梁代陶弘景的《本草经集注》云："蛋清甘，凉。蛋黄甘，平。入心、肾经。"蛋清能清肺利咽，清热解毒。蛋黄能滋阴养血，润燥息风，健脾和胃。鸡蛋整体则能滋阴润燥，养心安神。鸡蛋中含有较高的蛋白质及丰富的脂质，是很好的维生素及矿物质的供给源。且鸡蛋家常，易于烹饪，可常置于食谱之中。

当归味甘、辛，性温，归肝、心、脾经，以补血活血、调经止痛、润肠通便等功效见长。清代黄宫锈的《本草求真》记载："当归专入心。辛甘温润，诸书载为入心生血上品。"故而当归是不可多得的补血养心之品，适合术后、放化疗等耗气伤血后食补。而对于气血不足者，亦可常少量加于膳食之中以养而得治。

当然，当归自带有浓重的药味，为增加食物的可食用性，蒸煮时需加入适量红糖、枸杞和大枣。中医学认为，红糖性温，具有健脾暖胃、益气补血、活血化瘀的功效。红糖保留了甘蔗中的其他糖类、蛋白质、多种矿物质、维生素等天然营养成分。研究发现，食用红糖后，其含有的铁元素很容易被人体吸收，可以提高血液中血红蛋白水平。

（范奕伟　马丽娜）

参考文献

[1] Lester GE, Makus DG, Mark HD, et al. Summer(Subarctic)versus winter(Subtropic) production affects spinach(Spinacia oleracea L.)leaf bionutrients：vitamins(C, E, Folate, K1, provitamin A), lutein, phenolics, and antioxidants[J].J Agr Food Chem, 2013,61(29): 7019-7027.

[2] 吴开莉,吕华伟,颜继忠.菠菜中化学成分及药理活性研究进展[J].食品与药品,2016, 18(3): 222-227.

[3] 胡文锦,蔡朝霞,靳国峰,等.鸡鸭肉寒热属性及环境作用研究进展[J].肉类研究,2012 (4): 5.

[4] 钱爱萍,颜孙安,林香信,等.家禽肉中氨基酸组成及营养评价[J].中国农学通报, 2010,26(13): 94-97.

[5] 朱春华,周先艳,李进学,等.中国柠檬主要营养功效及产品开发研究进展[J].包装与 食品机械,2018,36(3): 6.

[6] 陈嘉曦,李尚德.柠檬的微量元素含量分析[J].广东化工,2014,41(1): 25.

[7] 张海生.大豆的营养价值及功效[J].大豆科技, 2012(1): 51-53.

[8] 孙悦,李冠喜,彭向永.黄豆芽泡发过程中主要营养物质变化研究[J].曲阜师范大学学 报(自然科学版), 2019, 45(1): 82-85.

[9] 黄敏文, 李亚卿, 潘丽元. 香菇中九种无机元素的测定[J].齐齐哈尔医学院学报, 2006, 27(7): 836-837.

[10] 赵国华,陈宗道,王赟.芋头多糖的理化性质及体内免疫调节活性研究[J].中国食品学 报, 2002(3): 21-25.

[11] 娃娃菜常感疲劳不妨常吃[J].江苏卫生保健,2020(1): 47.

[12] 戴政, 付琼, 甘菲, 等.不同家禽蛋类营养成分的比较[J].氨基酸和生物资源,2003(3): 24-26.

[13] 周有祥,夏虹,彭茂民,等.鲜鸭蛋及其制品的营养成分初步分析[J].湖北农业科学, 2009,48(10): 2553-2556.

[14] 张蓉真,刘树滔,林晓辉,等.皮蛋加工过程中蛋白质变化的研究[J].福建农业科技, 1998(S1): 69-70.

[15] 严怡红.胡萝卜营养价值与功能食品加工[J].食品研究与开发, 2003, 24(6): 3.

[16] 宿树兰,郭盛,朱悦,等.枸杞叶现代研究进展与资源化利用展望[J].中国现代中药, 2022,24(1): 10-19.

[17] 李克剑,李伊姣,王储,等.菜用枸杞叶的营养价值及营养等级评价[J].中国食物与营养, 2016,22(4): 69-73.

[18] 侯鹏霞,马吉锋,曾燕霞,等.枸杞各部位营养成分分析[J].饲料研究,2019,42(6): 72- 74.

[19] 蒋亚丽,王辉.当归药性与功用考证[J].中医药导报,2019,25(11): 72-74, 7.